U0123741

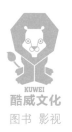

KUWEI
酷威文化
图书 影视

妈妈
不简单

孕前到产后心理照顾课

曾心怡 著

台海出版社

CONTENTS 目录

自序   01

第 1 章
你和你自己

为什么我会孤单？   003
原生家庭故事   008
我想喜欢自己   011

第 2 章
备孕中的妈妈

我该成为母亲吗？   023
宝宝为何不来？   030

第 3 章

我怀孕了！
给第一孕期的你

宝宝来临的那一刻　　　　　　　　　　　　049
各种身心状况的调适　　　　　　　　　　　　059

第 4 章

宝宝的存在变得立体
给第二孕期的你

宝宝稳固着床　　　　　　　　　　　　　　　073
身体的样貌　　　　　　　　　　　　　　　　080
终止妊娠　　　　　　　　　　　　　　　　　086

第 5 章

宝宝见面会倒数计时
给第三孕期和分娩前的你

有感觉的身心改变　　　　　　　　　　　　　093
生产倒计时　　　　　　　　　　　　　　　　098

第 6 章

宝宝，欢迎来到这个世界！
给妈妈元年的你

生产过程与你的感受   115

母乳还是配方奶？亲喂还是瓶喂？ 119

该成为全职妈妈吗？ 123

解读宝宝的生理需求 129

你好不好？ 138

当大家都在教我怎么育儿 156

我和我的父母 158

离乳的感受 163

第 7 章

是伴侣也是队友
有了孩子的我们该怎么相处？

为什么婚后的他变了？ 169

关系的背后是两个人的独特性 172

沟通是怎么一回事 177

各种观念的差距 181

离婚等于失败？ 192

亲密关系存折 197

后记

203

自序

这本书最后收尾的时候，孩子们跑过来，问我书名是什么？我说，我想写一本从女人到当妈妈的故事。哥哥听到之后说："那你要把带我长大的每个月写进去。"我笑了，问他："我就是要写这个欸，你怎么知道？"弟弟接话说："妈妈你写书写累时，闻我的兔兔补充体力。"这个梗是因为有一天我写到很累在发呆，弟弟跑过来问我怎么了，我说头脑空空的不知道要写什么，借我你的兔兔，让妈妈闻一下补充体力。

这样的画面是我在单身时完全无法想象的，包含这些场景，以及这些场景中的我。一幕幕中有着每个无眠夜哄着孩子入睡的我、受伤流血了还是咬牙挤母乳的我、上幼儿园第一天和孩子一起哭的我、和孩子一起玩恐龙搭出租车游戏的我。当然，还有那些疲累到感觉空洞的我、想念着和朋友狂欢大笑的我，于是成就了想为女人与母亲做一些事的我。

在台大医院工作的最后几年，院方成立了妇女心理咨询的门诊，那像是一个开始，不只是个心理师，更是个以母亲的身份重新和每位来咨询的女性的人生交会，我共感了很多原生家庭失落的悲伤、在母职压力下的困惑、在伴侣关系中的孤单，以及在空巢期的失落茫然。我记得我在离开医院前最后一场临床报告的题目是"那些女性教我的事"。到现在，我还是持续在发掘从女人心里开出的花以及收集种子，和她们一起找寻新的土壤，期待用一抹新绿映照着她们的内在。

从女人走到母亲，仅仅用不同的生命经验形容这个过程我觉得太简单，这个过程更像是放了一个新的灵魂进入身体，和旧有的灵魂交织对话着，慢慢融合成一个时而母亲、时而自己的个体。其中有你自己都不敢相信的能量，火力全开的前额叶功能；当然还有一些你自己不喜爱甚至也不愿意看的灰暗，也许是想逃离母职的声音、觉得永远都不够好的自贬，还有一些觉得没有被好好爱着的寂寞。

那都是你心里的声音，有的震耳欲聋，有的你希望开静音，可以的话也许你想找个地方把这些声音埋起来。而且，这非常有可能是你在单身或产前，完全没有想到的状态。所以你的不知所措，都极其合理。

这本书，看似是工具书，也像是心情日记本，那都是我想陪你一起听着你内在声音的路径。我常和个案比较，进行心理咨询或治疗的过程，像是把原来我们只能一个人看见的、没被整理过的资料，放到与心理师共享的云端硬盘，一起整理、分类和去芜存菁，甚至我们也可以一同改写一些资料。现在我希望这本书可以是我和你的云端硬盘，看着、读着，就仿佛被聆听着、理解着。

书中有些咨询场景、有些个人故事，那都不是单一个案的经验，而是我脑中所有的人生百态经过过滤后，想留给你共同思考的生命足迹，真实而非指涉，但你应该会有共鸣。

也许你已经度过了怀孕阶段，没关系，你可以从育儿部分开始阅读；也许你还不确定你是否要成为母亲，而你也不见得要成为母亲，你仍然可以把这本书当成一种参考，陪着你做选择。

最后，我想送一句话给翻开这本书的你：无论你来自哪里、要前往何处，我希望你无所畏惧地喜欢自己的选择，不论哭或笑。

第 1 章

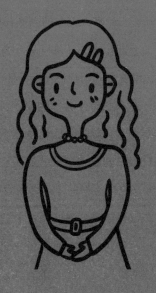

你和你自己

我是谁，这不取决于发生在我身上的事，而是取决于我选择成为谁。

——卡尔·荣格（Carl G. Jung）

咨询工作中，我会遇到许许多多因为"关系"而来的人，可能是和伴侣的相处问题、和家人存在的困扰、和同事的相处关系，等等。这些人因为关系而困惑，不知何去何从，最终我会带着个案聚焦到一个方向，那就是"谈自己"。

我是怎样的人？对自己有什么样的评价？怎么解读别人对待自己的方式？在情绪之下，我的反应会是怎么样？这许许多多对于自己的探问，都有助于理解我是谁。然后进而明白，这样的我遇到那样的对方，会产生什么样的"互动与激荡"。

理解自己是一条漫长的路，甚至可能长达一辈子，但这并非绝对辛苦，而可以是一种对自己一直保持好奇的心态。透过觉察自己的性格特质、需求以及与人相处的方式，能让我们减少很多人生的彷徨，特别是在各种抉择的过程时——我知道自己是谁，我才知道接下来的路上要替自己怎么安排，我才知道我和谁在一起会快乐。

因此，我们这本献给大女孩（女人）的书，就从拨开彷徨、认识你自己作为开始。

☺为什么我会孤单？

通信软件一打开，你会看到一堆账号在你眼前，你有一串贴文可以看朋友的大小事。然而现代人，真的会因为这么方便与人接近，就不孤单吗？我相信你会说不是的。如果你在独处时的自我探问中，发现你最担忧害怕的就是孤单，那也是可以想象的。

面对孤单，最常见的因应方式就是找人陪伴，然而当曲终人散时，我们又必须重新把孤单感受拾回。孤单的原因有外在因素，也有源于个人的内在因素。麻省理工学院教授雪莉·特克尔（Sherry Turkle）的著作《群体性孤独》，详细描述了现代科技拉近了人们的表面距离，但网络世界的背后有多重自我、隐匿的自我，在通信的实时下，让人们越来越难忍受空白与独处。在碰触不到真实彼此的时刻，就没有真实的陪伴，人们会产生虽然人在一起，但心很远的感受，这是一种来自外在世界的孤单。

一个人的孤单，进入关系中也不一定能够感到安全。我们渴望被陪伴、期待稳定的关注、需要承诺与保证，来疗愈自己内在深层的不安全感与孤寂感。一旦我们把焦点过度放在对于关系的期待上，就会不由自主地把注意力放在对方的态度、心意，以及担心是不是自己不够好、不足以撑起这段亲密关系。而当我们的思绪总是放在思考着对方，或是检讨着自己时，就有可能忽略了对于自己的思考，包含感受到不安全时的反应模式究竟从何而来，以及为何总是先检讨自己是不是没有留住对方的条件。

回到我们的内在，试着询问自己，心里很深的孤单与不安全感，最早出现在人生的什么时刻？可能是在空无一人的家中等待大人回来，或是在班上被排挤却无人伸出援手的那些时刻。当过去的经验让我们感受过强烈的孤独与无助时，我们长大后对于孤单的感受也就越敏感，越不知道该怎么办。

婴幼儿期的我们，需要透过跟照顾者的联结与回应，作为我们探索这个世界的安全基地。当我们在表达需求时，如果照顾者可以给我们适当的回应，并且满足我们的需求，那么我们就会建立起信任感的基础，建立起"这个世界是会回应我的需要"的信念基础。因此幼年与照顾者的依附形态，会影响我们之后与重要他人的关系。

依附理论又称为依恋理论，是由心理学家约翰·鲍比（John Bowlby）经过许多研究而形成的理论。他观察到生病住院的孩童，在没有照顾者的陪伴之下，不同的孩子在分离与重聚过程的情绪反应各有不同，进而思考这些不同的反应是怎么形成的。而后心理学家玛丽·安斯沃斯（Mary Ainsworth）设计了陌生情境（strange situation）测验，来观察婴儿对妈妈的依附方式，通过观察婴儿在妈妈离开、独自一人、陌生人出现与妈妈返回时等各个情境的反应，将依附类型分为四类：安全依附、不安全焦虑依附、不安全逃避依附，以及不安全混乱依附。

安全依附的宝宝在和妈妈共处一室时，妈妈会是一个安全的基础，称之为安全堡垒，通过确认妈妈还在的方式让自己得以安心探索周边的环境，在探索的过程中会和妈妈维持适当的近距离，我们会看到宝宝一边前进，一边回头确认妈妈是否还在。而在陌生情境测验中，安全依附的宝宝和妈妈分离时，仍会有哭泣、不安等反应，但当妈妈回到房间后，妈妈的安抚可以让宝宝的情绪平复下来。

不安全焦虑依附的宝宝在和妈妈分离时，情绪反应较激烈，在妈妈回来后也较难安抚。不安全逃避依附的宝宝在和妈妈分离或重聚时，情绪的反应都不明显。然而后续有研究发现，不安全逃避依附的宝宝，即使没有明显的情绪反应，但其体内的压力荷尔蒙指数是升高的，因此宝宝内在仍会感受到与妈妈分开的不安。而最后一类不安全混乱依附的宝宝，在和照顾者分离与重聚的过程中，时而反应激烈，时而回避安慰，无法明显归类为前述三类。

我们看到这里可能会想，是哪些原因造成依附形态的不同呢？各种研究整理出来，不外乎三个部分：

1. 婴儿的天生气质：包含孩子的情绪本质、坚持度、情绪强度等。而孩子的气质也会影响到照顾者的回应方式，进而影响亲子之间的互动质量。

2. **大环境因素**：包含居住与经济条件形成的生活压力，会影响亲人投入的时间与质量；外在压力亦会间接影响孩子的心理状态，例如战争、金融海啸，都会因为生理上与安全上的考验，而影响孩子的内在状态。

3. **照顾者的状态**：这是最常被讨论的，包含主要照顾者本身的情绪与精神状态、对于孩子情绪理解与回应的能力、爸爸妈妈之间关系的融洽与否，会影响到他们如何和孩子建立心理联结。

精神分析大师唐纳德·温尼科特（Donald Winnicott）在《独处的能力》（*The Capacity To Be Alone*）文章中提及，一个人能够独处，实质来自早期我们曾在照顾者的陪伴下独处的经验；如果结合客体关系（object relation）理论，一个人能够成熟与独处，来自在良性的环境之下与照顾者建立起信任感，而当一个人的本能需求能不断地被满足，这个历程就是在建立信任感。

日本近年来出现一个流行语，叫作"父母扭蛋"，意思是：我们出生在什么样的家庭是自己无法选择的，就像扭蛋一样。这样的词可以用在出生家庭的经济条件上，也可以用在我们父母的心理状态上，也就是父母都有他们自己的议题，也被他们自己的早期经验影响到和孩子互动的状态与品质。

每个长大的我们，都受照顾者状态与教养方式的影响，形成现在的自己。如果，你发现你对于孤单的恐惧源自早期经验，首先，请你先肯定自己，肯定自己的勇于觉察，要敢于去触碰过去的负面经验并不容易，我们要先做到改变的第一步，就是觉察。

美国媒体人奥普拉·温弗里（Oprah Winfrey）和医生布鲁斯·D. 佩里（Bruce D. Perry）在《你发生过什么事》一书中阐述道，如果我们都能去理解过去发生过什么事，而这些事怎么影响到我们，我们就有机会用"事情怎么影响到我们"的角度去看自己，而不会只被"我怎么会这样"的想法给困住。不论是对于孤单的难以忍受、对于情绪冲突的害怕，甚至是对于自我价值的疑惑，还是给自己思辨的机会，让自己知道早期经验是怎么影响自己的，就能有机会知道"不是我的错"，而让自己脱困，走向我们希望成为的样子。

😊原生家庭故事

逸青前来咨询，说她在试着表达自己的过程中，心中浮起许多幼年时的体验："还小的时候，看到父母亲吵架是会很害怕的，不知道是不是很早就懂了离婚的意思，总觉得有一天他们会分开。有几次妈妈和爸爸吵完架回娘家，改为爸爸来学校接我，然后我就会变成是最晚被接走的。有时坐在学校的阶梯上等，看着来来往往的车辆猜哪一个是爸爸，也会幻想着会不会妈妈突然出现给我一个惊喜。"逸青落泪了，我明白那是幼年的她没有哭出来的感受。

"有时嘴坏的同学经过，说你爸爸妈妈不见了，我还要帮我爸挣面子说：'他工作很忙，你们不懂！'"

"听起来，你从那么小就学会不表现出脆弱了。"

逸青听了愣了一下说："难怪，我现在想要脆弱都不会了。"

"过去的经历让你缺乏表达情绪的机会，甚至让你觉得负面情绪是不好的、是没有用的。然而长大后的你，对于内心深处的一些感受，还是很渴望被理解。"我这样告诉逸青。

早期经历与依附形态，会成为影响我们情绪表达的因素之一。笑与哭，都是我们本能表达感受的方式。然而我们可以回想一下，从小到大，在表达情绪的时候曾经受过什么样的评价？也许身为女孩的你，在放声大笑时被建议要优雅一点；也许你在受伤哭泣时，被说羞羞脸或哭相很难看。当时的你不见得会对这些评价有什么感觉，然而一旦被建议与被评价的频率很高，甚至是强度很强时，就很有可能内化成你看待情绪的方式之一：觉得哭泣是丢脸的、情绪表达太明显是不得体的，于是对于情绪的压抑、忽略和排斥，变成一种习惯。

情绪是大脑的产物，因为有了情绪，我们得以对危险感觉到畏惧，因此会做出反应，可能是战斗或逃跑，得以远离危险、生存下来。因为有了情绪，我们可以让周边的人得知自己的感受，适时地给予我们需要的帮助。

然而在人类社会中，有太多因素阻止我们表达情绪，包含在职场上有太多情绪会影响工作以及担心太情绪化会影响观感等。所以在我们逐渐长大成人的路上，我们的情绪表达会逐渐加入更多的现实考量，会参照更多的情境因素。然而我们不应该完全忽视情绪，或是认为情绪是无用的，因为适当地表达情绪，才得以与人靠近，并且让我们渴望被理解的需要得以实现。

如果你和逸青一样，对于表达自己的脆弱与负向情绪感到陌生或害怕，请你慢慢来，一边安抚自己，一边让自己慢慢从亲近的朋友开始练习表达。不是每一位朋友都适合让你练习表达，因为对方有可能也是对于情绪感到陌生的人。当我们慢慢地练习表达，慢慢地感受到情绪被接纳的感觉，我们就有机会不用再心疼那个必须坚强的自己。

☺我想喜欢自己

如果你在网络搜寻关键字"爱自己",搜寻结果可能让你目不暇接。我们在第六章会谈到成为母亲后的自我关怀,而在这一章节里,我想先跟你谈谈觉察那些让你不喜欢自己的理由。我们可以用一个简单的检查表来检视一下自己的状态:

在检查表中,包含了因为缺乏自我价值而需要不断被肯定,并且蔓延到关系维持的费力、面对情绪的困境、难以对自我宽容等问题。如果在这8道题中,你有5道题以上回答为"是",你大概会对于"爱自己"感到困惑且有困难。

检查表:检视你的状态

1. 我很在乎别人的看法。	□是	□否
2. 我很难释怀自己犯的错。	□是	□否
3. 我觉得在关系里面多付出一点,别人才会在乎我。	□是	□否

4. 我常需要证明自己的价值。	□是　□否
5. 我很容易纠结在一些情绪里出不来。	□是　□否
6. 我很羡慕那些看起来很有目标的人。	□是　□否
7. 我需要装得很坚强，避免别人看出我的脆弱。	□是　□否
8. 我常觉得自己是很孤单的。	□是　□否

在人的一生中，如果我们曾经感受到被爱不是仅仅因为我们做了些什么，不是因为我们符合他人的期待，那样的被爱是一种有人陪着我、关注我所感兴趣的事，就算有负面情绪也是可以的，因为我们会觉得自己的存在是被期待与被爱的。所以，我们可以建立起真正的自我，而不仅仅是他人期待中的自我。

然而看到这里的你，可能觉得这样的经历很难得到吧？的确是，因为在我们长大成人的过程中，我们的每一位照顾者都不完美，他们会有他们的需求或无能为力的地方，并且无法具备足够的心理能力，来照顾成长中我们的需要。因此，在我们成长的过程中，每一个人都会觉得有遗憾。

如果这个遗憾没有超过我们可以负荷的状况，就不至于成为难解的创伤。在长大的过程中，我们可以通过和这个世界中其他人、事物的互动来修补。但倘若从小到大累积的遗憾实在太多了，包含无论我们怎么做都无法感觉到被关爱，以及有太多心理被伤害的事件，或是太早成为小大人来照顾其他家人，就有可能形成成长的创伤，而在自我的建立过程中，就内化了不被关爱、被伤害的感受，或是需要去"照顾其他人才行"的信念，成为现在不自信的自己。

或许你会问，那我现在去修补自己的创伤还来得及吗？其实**自我疗愈永远不会太迟**，因为我们随时都跟着这个世界所发生的人、事物在变化。既然我们一直在变，变化的过程也可能在疗愈自己。曾经有位妈妈告诉我，她过去对于家的感受很不真实，家人常常不在身边，也无法在需要的时间给予她帮助。然而在她成为母亲之后，她真实感受到孩子和自己的联结，原来这就是家的感觉，她透过成为母亲的变化，得到了她从未想象过的归属感。因此，我们可以先放下"不可能改变"的这个信念，观察我们在各种人物上的感受与观点，同时观察自己得到了什么新的启发。

2020 年新型冠状病毒性肺炎开始袭击我们，一开始我们对病毒有许多未知，不能想象每天戴着口罩生活的日子。但在我写着这本书的 2022 年初，大多数人已经很习惯脸上有口罩的日子，甚至没戴口罩还觉得没有安全感。这个例子虽然和自我关怀无关，却是一个"回头看发现我们已经改变了那么多"的例子。

因此，要喜欢自己的第一步，就是知道自己拥有各种可能。不把自己关闭起来，改变才可能发生。曾经有位个案和我分享她进行了一段心理咨询后的感触："谈话的过程常常不确定能改变什么，隔了一段时间发现自己心里的结打开一些了，这个过程好像是物理治疗或整脊，慢慢推、慢慢修护，虽然速度不快，但是一步一步蛮踏实的。"她的反馈反映出我们对于改变的观点，当心里的伤超越痛苦时，我们会格外希望有特效药，能赶快让自己不痛。

然而我们的心和身体状况一样，慢性化或累积已久的患处，调养过程会更需要细心与耐心。因此，**要调整自己，请给予自己时间，这是第二步，我们需要时间去建立正确的心态。**

第三步比较抽象一些，却非常重要。要知道，负面情绪的存在都是有原因的。更进一步来说，就是**接受自己一定会有负面情绪，同时也让自己知道，这世界上的所有人都会因为某些原因经历磨难痛苦，自己并不是唯一感到痛苦的人。**不知道你有没有过一种体验，就是在自己情绪极度低落时，会感觉自己很孤单，仿佛自己被情绪困住，与外在隔离，只有自己一个人在承受，而其他人并不理解，或是其他人是幸福无忧的。当我们从负面情绪延伸出只有自己在受苦的念头，就更加重了情绪给我们的重量。因此我们需要知道，负面情绪并非自己独有，每个人都有自己的课题，没有谁比谁幸福。承认自己的辛苦不等同于自怜，这是情绪接纳的本质。

第四步，是要**知晓自己的弱点并且磨亮优点。**从小到大的教育中，我们有一个根深蒂固的观念，就是要改正自己的缺点。这个观念并没有错，却可能让我们在努力改正自己的弱点时，削弱了自信，因此减少了前进的动力。如果想要越来越喜欢自己，就必须增加自我肯定的机会。从自己的优势出发并且让它得以发挥，让生活中有更多得心应手来增加自我效能后，才能为接下来的其他行动增加动能。

举例来说，假设一个人在社交情境中容易感觉到焦虑，因为曾有过在团体中出糗而被嘲笑的经历。与其一直让她在大型社交情境中磨炼和改善自己的焦虑情况，不如换个更好的方式，让她去寻找，在什么样的行动下可收集到他人对自己的满意态度，例如帮助自己亲近的朋友、完成一些个人的生活目标等，进而有机会累积更多成功经验来喜欢自己。

然而你可能会想问，这样算是逃避面对自己的弱项吗？我会说，我们本来就一定会有缺点，也没有必要改变自己所有的弱项，因为追求完美的同时，只会让我们离喜欢自己的状态越来越远。二来当我们有足够自我肯定的基础后，才有力量去面对自己的弱项。我们要做的事不是去除掉自己的缺点，而是让弱项不会对生活产生太大的困扰。以前面的例子来说，我们要改善的是不让社交焦虑过多影响工作、关系与生活。因此改变的方向会是减少不必要的社交情境，在参与必要的社交情境前，帮自己建立好合宜的预期与信念等等。

最后一步，请留意并试图思考一件事，就是**避免从片面的信息理想化他人**。最明显的例子常出现在社群媒体中，倘若你看到别人 Instagram[①] 上的照片就忍不住羡慕，或是看到别人在 Facebook[②] 上的发言就觉得为何他们讲话都头头是道，别忘了，那都只是对方的一部分，甚至只是选择性的展现。

人们在社群媒体上倾向进行"印象管理"，也就是用一些策

① 简称 ins, 社交软件。
② 即脸书，社交软件。

略来塑造出别人对自己的印象，进而透过他人对自己的印象来让自己感到满足。当我们在观看别人呈现出的生活时，包含饮食、衣着、各种人脉联结等，很容易觉得"哇！他过得好好喔"，但请别忘了，那并非一个人的全貌，我们应避免被他人所塑造出的形象影响到自己。

● **小练习**

当我们又陷入自我厌恶的低潮中时，可以来做个练习，请按照以下步骤进行：

1. 写下所有你想到的不喜欢自己的理由，可以的话，慢慢地写：

　　_____

　　_____

　　_____

　　_____

2. 写完之后，请花三分钟的时间停在当下。找一个安静不被打扰的地方坐下来，然后轻轻闭上眼睛，缓缓地呼吸。现在你正在和此时此刻的你在一起，是一个不太喜欢自己的你。如果过了一会儿还不能喜欢自己，没关系，请一边呼吸，一边感受一下这个当下你所有的感知与飘过的思绪。当你觉得自己完整地感受好了，把刚刚的感知与思绪都尽可能地写下来。

_____

_____

_____

_____

3. 请回到第一题，重新看一次那些你不喜欢自己的理由。在这个时间点，和刚刚的感觉相比有什么不同呢?

_____

_____

_____

_____

通常我们进入自我厌恶的状态时，会认为所有的缺点都是"我不想要的"，想把它们剔除赶走。这很合理，我们当然不希望留着自己不喜欢的部分。然而当我们排斥自己所不喜欢的地方时，心里的厌恶、烦躁、低落，也会随着排斥感而上升。因此，在我们想要喜欢自己之前，要做的反而是接纳自己不喜欢的部分。

很奇怪吧？其实如同前面所说的接纳情绪，接纳那个还不够喜欢的自己，我们才不会被排斥感困住而无法产生爱自己的行动。我们透过正念，与当下的自己相处，我就是我，我就是现在的我，练习用一种接纳的心态看待自己的缺点，这样才能不把缺点当成全部的自己，而是知道那就是自己的一部分；还有另一部分，是我们的优点，是自己喜爱的部分。当排斥感太强烈时，我们就会看不见那些本来是自己优势的地方，当然也看不见自己的美丽。

心理师给你的小纸条

1. 自我探索是一趟旅程，也许没有停止的一天，但会在过程中找到和现在的自己在一起的方式。无论接下来我们所谈的生育是不是你的选项，生命都有很多方向可以探索并前进。活出自己的第一堂课就是检视你所感受到的阻碍，澄清它但不批判自己，可以的话请保持对自己的好奇心，观察自己是如何被阻碍所影响，也观察自己曾经是如何绕过阻碍而前行的。

2. 喜欢自己的五个心态：

● 每一个人都拥有各种可能，包括自己。

● 想要调整自己的话，需要时间。

- 了解到所有负面情绪，以及为什么那么不喜欢自己，都有它的原因。
- 知道并接纳自己的弱项，让强项发亮。
- 你看到的他人，都可能是片面的；避免用片面的信息来理想化他人。

第 2 章

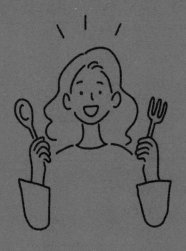

备孕中的妈妈

无论你以何种面貌生活在哪里，都希望你能幸福满满。
——崔至恩《我不想当妈妈》

☺我该成为母亲吗?

　　人生的路上有好多的经历需要选择,求学时要选择志愿,毕业后要选择是升学还是工作,职业生涯的选择更是复杂,要考虑收入、未来发展、人事结构等等。而婚姻与生育的选择,真的就更困难了。关于婚姻经营可以翻到第七章阅读。

　　在传统思维里,结婚生子是人生中的必备项目;不是选修,是必选,婚育成为女性存在的价值,嫁得好,儿孙满堂凌驾于个人价值之上,不婚不育会被贴上不被认可的标签。然而到了现代,当我们明白不论自己是谁,存在的价值可以由自己来创造与定义时,生育与否应该可以是人生的选项之一了。当然,这个过程中需要很多的思考与取舍,还有面对所谓"主流价值观"的压力,以及面对他人建议时的界线。

职业生涯与育儿之间的取舍

💬 心理咨询诊间

　　37岁的苑小姐目前有固定男友，近来男友问起是否有生育孩子的打算，否则年纪再大就没有机会了。苑小姐感受到自己的心情是相当复杂的，一方面觉得身体的机能正在催促自己做决定，一方面又觉得工作占据了自己大多数的时间，职业生涯发展的前景看好，希望能够全力冲刺。如果准备怀孕生子，苑小姐不希望自己被工作占据而无法好好照顾孩子。闺密提及冻卵这个选项，这的确会是暂时解决现状的一个方式，然而自己是否想要有个孩子呢？这些年在工作中不断冲刺，几乎没有时间静下心来询问自己：生儿育女是不是自己想要的呢？

　　如同苑小姐，在工作中成就自我的女性越来越多，生育不再是成年女性绝对的方向。然而女性和男性的生理机能不同，女性在生育年龄上有明显的限制，而所谓的最佳生育年龄，也恰巧与职业生涯上冲刺的时间重叠。因此，三十岁左右的女性常会在这个时间点出现很多彷徨甚至是焦虑：自己要不要结婚生子？能不能在这个时间点顺利结婚生子？或是在思考的过程中，可能会听到很多"外在的声音"，包括周遭亲友的观点、同侪的生涯选择，这些声音甚至会和自己内在的声音混合在一起。例如当周遭的朋友陆续都有了孩子时，这时可能会产生很多自我怀疑，包括"我怎么知道现在选择不生，我之后会不会后悔？""我怎么确定想要生孩子是我自己的意愿，而不是随波逐流？"

亲爱的女人，这真的没有标准答案。首先我们最能够做的，就是告诉自己所有的选择都是可以的，没有对错之分。女性和母职角色本不应该画上等号，我们可以选择成为或不成为母亲，也能学习并决定要成为怎样的母亲。周遭亲友所提供的建议，都只是参考，而不是指引。毕竟每一个人的人生都是独一无二、无法复制，适合我的，不一定适合他人，反之亦然。我们可以一方面允许自己心里有所有声音，一方面练习区分他人与自我声音，在思考生育抉择的过程中，同时进行接纳自我并建立界线，从所听见内心的声音中，再进一步思考，例如"我知道我很害怕后悔，不过是什么原因让我这么害怕呢？""如果我是因为想要和大家一样才生，我真的可以好好照顾孩子吗？"接下来，我们就来谈谈对于身为母职的不确定感。

● **知识分享** 〰〰〰〰〰〰〰〰〰〰〰〰〰〰〰〰〰〰

关于冻卵与借卵

近年来，冻卵风潮兴起，女性开始帮自己进行"生育保险"，通过冻卵技术，把卵子储存起来，不论是在生涯规划上，或是在等待适合伴侣的道路上，都能让自己保有可以孕育下一代的机会。此外，"人工生殖法"也有关于捐卵的明确规定。如果你是在职业生涯与生育之间抉择的女性，可以让自己多搜集相关信息，例如冻卵的保存年限、冻卵手术的过程、之后进行人工受孕的方式，以及捐卵受赠的条件等。

成为母职角色的不确定感

💬 心理咨询诊间

这是苑小姐的第三次咨询，我们谈起她的原生家庭，苑小姐 10 岁时妈妈因病过世，有时她会一个人在家等爸爸下班，最好的伙伴是她的课本。隔壁邻居阿姨常常舍不得苑小姐一个人在家，会招呼她过去吃饭，甚至连初经来时，也都是阿姨协助。

"邻居阿姨很好，但那终究是别人家。"苑小姐回忆，"所以我书念得很好，可能是有很多时间和书在一起吧（笑）。然而要我成为一个母亲吗？我没有太大把握，我觉得我好像不太行，不确定身为妈妈应该是什么样子。"

成为母亲应该是什么样子？我会变成什么样子？我该怎么照顾孩子？这些概念很大一部分来自我们自身被养育照顾的经验。例如在严格的家庭中长大，我们可能会以相似或刻意相反的方式来照顾自己的下一代，这是原生家庭给我们的参照点，我们会因着这些经验，形成对于父职和母职的想象。然而每位女性成长的经验都是独一无二的，不是每个人在成长的过程中都可以将被照顾的经验内化，使之成为自己母职角色概念的一部分。负向童年经验（例如不当管教与忽略）、创伤经验、父母亲早逝，都有可能影响到女性对于母职角色的建立。如果成年女性很难提取被照顾的经验，就有可能对于自己照顾下一代的心理能力感到不确定，甚至会觉得连照顾自己的情绪都有困难时，就有可能觉得自己不愿意或根本无法成为一位母亲。

如果你和苑小姐有类似的感觉，没有关系，因为没有一个人天生就会当母亲。不想成为母亲，也没有关系，那是因为你有觉得自己更适合的样子。想要成为母亲但是感觉到害怕，没有关系，你可以找到合适的对话对象——可能是心理专业人员，可能是你的闺密，好好地谈你的害怕，害怕不是你的错。害怕的背后可能有被照顾的渴望，可能有说不出口的孤单，重要的是这些感受可以被理解与承接，而不是仅仅在于生育与否的决定。更重要的是，去处理自己的内在经验，不是为了要成家生育，而是让自己有疗伤的起点。

有了孩子后，伴侣关系的改变

有些女性对于要不要生育的考量，来自倘若有孩子后，担心伴侣互动质量会受到影响，或是对于伴侣与婆家教养孩子的方式有疑虑。例如伴侣双方在教养观念上的差异极大，或是原先在相处上就有难以磨合的问题，都会让女性在决定生育的过程中却步。然而，能在决定生育之前，发现双方在教养上的观念差异并加以沟通讨论，会比孩子出生之后再发现差异来得好。因为当孩子出生后，新手父母在忙乱之下，很难有体力与时间好好沟通。目前，婚前与孕前健康检查的概念已经颇为风行，而婚前与孕前的沟通也和健康检查一样重要。至于要沟通哪些项目呢？伴侣可以询问自己与对方这些问题：

●想要拥有孩子吗？想要与不要的原因是什么呢？

●想象过有了孩子的生活会有什么巨大的改变吗？

●如果拥有孩子，两人的教养观念如何呢？例如全职照顾与否、对于孩子教育的想法，以及伴侣之间在亲职与家务上的分工等。

●拥有孩子后，最大的担心是什么呢？例如家中经济条件、隔代教养、对于职业生涯发展的影响等。

●两人各自的成长经验，对于自我与未来的孩子，可能的影响是什么？

●是否有足够的"后援"来帮忙照顾孩子？

●写下专属于你们之间的沟通：

_____

_____

_____

_____

这样的讨论，过程中可能会有点不愉快，也有可能挖掘出过去没发现的问题。不过，不要因为这样就回避沟通，毕竟每对伴侣间都会有潜在的矛盾与问题，压抑这些问题，未必就代表不会造成影响。在较有余裕的时候沟通，比较能站在对方的角度一起思考，形成较良好的沟通模式去面对可能出现的矛盾与问题。

心理师给你的小纸条

在生育抉择的路口，要知道自己是怎么来的，才会更清楚自己要往哪里走，不论向左或向右，你都不会迷路。你的谨慎以对，是因为你想好好对待自己，也想好好对待可能会来到身边的孩子。

宝宝为何不来？

> 不孕不是一种惩罚，你本来就是一个完整的你，你
> 今天有小孩没有小孩，你都值得很幸福。
>
> ——电视剧《未来妈妈》

对很多女性来说，从小到现在，从来没想过怀孕是一件困难的事。在我们祖母和外婆那个年代，生七八个孩子的比比皆是，也好像没从父母亲那边听过，生一个孩子很困难。但怎么到了自己想怀上宝宝时，就这么不顺利呢？

根据台湾省首次生产妇女之平均年龄统计报告，2011年生育第一胎妇女平均年龄为29.92岁，2021年生育第一胎妇女平均年龄为31.23岁。此外，出生数按生母年龄的统计，在2011年时，生母在40岁～44岁出生数为4324人，在2021年时，生母在40岁～44岁出生数为9602人。从这个数字分布，我们可以发现随着社会变迁，初次生育的年龄越来越晚。而女性的适孕状态与年龄有高度相关，因此面对生育困难的女性有逐年增加的趋势。

根据2018年台湾省"人工生殖施行结果分析报告"，从1998年到2018年，人工生殖治疗周期数，从7146个周期，增加到

39840 个周期，显示这二十年来因为不孕而进入备孕疗程的比例有大幅提升。

该分析报告发现，不孕的原因中卵巢因素占了 31.5%，多种因素占了 30.9%，男性因素占了 12.3%。此外，不明原因占了 3.7%。这些不孕症妇女在找不到原因时，因为无从根除病灶对于受孕的影响，而感觉到格外痛苦。备孕中的 A 小姐说："知道原因，就算再难处理，但至少给了我一个努力的方向。"

面对难孕的心理状态

除了 A 小姐的无奈话语之外，还有好多种内心的声音，是旁人不见得能完全想象到的：

"你明白一直努力却无法获得的感受吗？"

"当备孕的姐妹们一个一个毕业，只有我还在这条路上，然而这条路有一个残酷的事实，那叫作年纪，我越往前走，希望越渺茫。"

"我一边小心翼翼照顾自己的身体，一边对我这个身体生气。"

"我都笑着听同事聊小孩经，但我真的好想逃走。"

面对难孕与备孕，会遇到很多种难以言喻的心情：

| 自我怀疑与不公平感

根据一项美国的研究，相较于其他生活压力，备孕的压力会造成女性更多对于自己在性上的自我怀疑，并且降低自我效能。自我效能指的是"相信自己拥有完成一件任务所应具备的能力"，因此备孕的压力不只影响着我们对于自己生育的信心，也可能扩散到生活中其他层面诸如生育与女性角色在意象上的联结等问题，这是在世代与文化传承中不知不觉影响着我们的。传统家族观念中，婚姻制度主要的目的在于传宗接代，生儿育女不仅被认为是家庭中重要且必要的行动，甚至被认为是展现孝道的方式。"不孝有三，无后为大""养儿防老""无子当归宁"，等等，这些都是镶嵌在家族观念中对于生育后代以及女性生育状态的重视。

随着时代的演变，生育与女性角色的联结是否有所改变呢？相信是有的，但程度可能有限。因此面对想要生育却有困难时，难孕妇女对于自我价值的怀疑也会随之而来；甚至是当难孕因素是在男性身上时，进行人工生育的过程中，女性还是需有较多的承担，所衍生出的情绪包含了不公平的感受，并逐渐放大为对于整个人或身为生理女性的各种困惑，"倘若生育这件事从一开始就是极度的男女不公，我还要不要为之买单？"

| 愤怒怨怼

生气愤怒，通常是我们比较不容易觉察到的情绪。我们对于生气这种情绪，通常会联想到冲突、不理智与不成熟，因此在成长的过程中，愤怒的感受容易被压抑，使我们不容易觉察或表现出来。生气愤怒是一种当我们感受到威胁、不公对待时会有的反应。人们在面对冲击或非预期的负面遭遇时，若在心理上无法消化处理，其中一种会出现的情绪就是愤怒。

不孕症对于个人来说是一个巨大的冲击，许多女性从未想过生育困难会发生在自己的身上，对命运、对自己都可能会有不知如何表达的感受。对命运会有"为什么是我"的怨怼，对自己可能会气身体怎么这么没用，或是责怪自己过去没有好好照顾身体。然而，也因为生气愤怒的情绪容易被压抑，在感受上也就会有更多难以梳理或说不出口的纠结了。

| 战战兢兢

与伴侣性生活按表操课，快到"开奖"时间就忐忑不安；在生活中竭尽可能避免危害身体的物质等等，这些事情都是备孕中会面对的。在非常期待能成功的心态之下，会让所有与怀孕有关的事项占据着自己的注意力，生怕一个没留意就错失了这个周期可以顺利怀孕的机会。在这样以备孕为生活、生活为备孕的态度之下，会加重对于怀孕结果的得失心。对于备孕的伴侣来说，希望自己能够放松，但又很难不战战兢兢，更深一层的纠结是，很怕自己不够放松而干扰受孕，"情绪被绑架了"，能充分形容备孕过程中的感受。

人工生殖历程简介

　　人工生殖分为两大类：第一类为人工授精，简称为 IUI；第二类是试管婴儿，简称为 IVF。人工授精就是将取出后的男性精子，经过筛选后置入女性体内等待精卵结合。试管婴儿的程序则较为复杂，现代生殖医学也会有个别化的精致处理，大致说来会经由排卵刺激，让女性有机会在周期中产出更多或在条件上更好的卵子，经由取卵手术将卵子取出后，让精卵在体外结合后培养数天，再将受精卵放入子宫中；或是将受精卵冷冻起来，等待子宫环境更适宜时，再解冻植入。两种人工生殖方式的适合对象与成功率有差别，在程序与价格上也有明显差距。

在备孕路上的自我照顾

💬 **心理咨询诊间**

妤今年35岁，和先生共同创业，创业的前几年很辛苦，两人一起咬牙撑过来了，现在事业已有一定规模，在经济比较宽裕的状况下，夫妻俩开始有了想要生育下一代的念头。

努力了半年未果，前往不孕专科进行相关检查后，妤发现自己的AMH值（全名为Anti-mullerian Hormone，抗穆勒氏管荷尔蒙，由卵巢中未成熟的小卵泡所分泌的激素，能由此显示卵巢卵泡的库存量）比同龄女性低很多，才明白要怀上一个孩子，不是想要就有的。夫妻俩决定开始进行人工生殖的疗程，同时对因为怀孕困难而产生的情绪困扰，也进行了心理咨询。

"说了那么多，我就是个不能生的女人。"这是妤在说完自己的经历后做的注解。

"我想，如果可以，请不要用'不能生'来作为你对自己的形容词。当你这样说的时候，我感觉到两个部分，一个是你尝试要去接纳所谓'不能生'这个状态，第二是你说出这个注解时有多么难受。"我说。

我告诉妤："今天我们会来谈谈这些情绪可以怎么调适，这很不容易，但我们一起尝试。"

| 练习觉察

繁忙生活的节奏，让我们不易感受到自己的心情，一来没有机会，二来也会担心一旦去感受心情，就会让情绪停不下来，所以我们经常会压抑情绪。有时我们可以感觉到自己的压抑，但有时因为生活所需以至于太习惯去回避情绪，我们并不知道自己正在压抑。例如觉得闷闷的，就去购物血拼；或是心情不好时，告诉自己不要去想就没事了。这些我们经常使用的情绪处理方式，其实都属于广义的压抑。

用压抑的方式去处理情绪，在生活中是有其必要性的。因为这样可以让我们得以把手边的工作稳定地完成，不会因为情绪而中断了工作节奏。然而，当情绪压抑过度时，对身心状况是会造成负面影响的。例如突然的情绪爆发，或是积累压力造成身心症状，都是情绪压抑的可能结果。适当地情绪觉察，能让我们有机会在生活中暂停一下，梳理自己现在的思绪，避免负面情绪过度累积。

然而，情绪觉察要怎么做呢？当我们感觉到情绪低落时，可以停顿一下，去找寻现在的感觉和什么情绪比较贴近？我们可以去找一个情绪词汇来对应，一开始可能不太容易，你可以参考下面的情绪词汇表。感觉你现在的情绪是烦闷、挫折、不安，还是委屈？通过每次的自我探问来逐渐发现情绪的方向，或是通过联结到引起情绪事件的来龙去脉，也可以逐渐挖掘到自己面对特定事物时，所对应到的情绪是什么。这样的练习会让我们对于情绪的觉察越来越敏锐。

情绪词汇表

平静	不安	难过	高兴
安心	恐惧	悲伤	快乐
温暖	焦虑	自责	愉悦
放心	担心	挫折	喜悦
满足	忐忑	委屈	开心

（空格处可填上属于你的情绪）

心理咨询诊间

"妤，我想要问你，对你而言什么样的状态叫作接纳自己的身体呀？"我在第二次的咨询会面中，询问了妤这个问题。

"嗯？我知道我有怀孕的困难，这不叫作接纳吗？"

"这的确是接纳的第一步喔！很多人都在说接纳，但是到底什么样的感觉叫作接纳，其实对大部分的人来说是有点模糊的。"

"好像是耶，想象中的接纳应该会没那么抗拒，但我好像还是很抗拒自己的身体，觉得这个身体很没用。"

"你发现这个感觉了。我们来谈谈如何接纳自己吧！"

我们都知道接纳的重要性，不论是对待自己或对待身边的人。但到底什么叫作接纳呢？接纳（acceptance）是一种心理状态，允许让感受来到心里，停留在心里，接着离开心里，不多加压抑、评断或试图改变。举例来说，倘若今天我的身上有一道明显的疤痕，接纳这道疤痕的状态是，我看到疤痕会有"怎么这么不好看"的念头，我允许自己觉得疤痕不好看，也觉得"不好看"这个念头有时会离开我的心里。不用特别告诉自己那很丑，也不需想尽办法让这个疤痕消失。实际上你可能会想："让自己觉得疤痕好看，才是一种正向的态度，不是吗？"是的，这的确是一种正向的态度。然而接纳的本质是，你可以觉得疤痕好看，也可以觉得疤痕不好看，这都是你的一种观点。你可以看到因为觉得疤痕的美所带来的意义，当然也可以因为你觉得疤痕不好看而心情不好，而好与不好，都是被自己允许的，这才是接纳。

对于难孕的接纳，备孕妇女常用尽了全力来改善自己的体质，一直提醒自己要继续努力。这个行动过程并没有错，只是在我们努力的背后，有时象征的意思就是"我的身体不好所以才需要这么努力"，因此我们可以在行动的过程中增加自我接纳："我知道我的身体不容易受孕，所以我的努力不是要彻头彻尾改变体质，是改善，而非勉强。"

"我想到我的身体，会感觉到挫折，但这就是我的感受，我的身体。"

接纳，不是要放弃努力，而是要从一个自我接纳的状态出发，才能用相对平静的感受面对备孕过程中所有的起伏，也就更能看到自己所有的努力。

| 让生活回到生活

许多备孕女性，都会对排卵试纸和基础体温计算感到有心理负担。透过测试排卵与量测基础体温，找出最容易受孕的时间，与伴侣进行性行为，期待让受孕的概率提高。因此备孕夫妻的性行为容易变成具有目的性，也因此削弱了情感的自然流露与投入，而逐渐出现"行房如同作战"的压力感受；也有部分人在这个过程中，不知不觉削弱了在性吸引力上的自信。"我觉得我先生只是在交功课，我感受不到过程中的爱。""我甚至很怕他对我的身体反感，可是我能怎么办呢？"

不只在性行为上，许多备孕女性也会对生活中可能干扰受孕的因素变得敏感，例如营养摄取、不接触化学物质；会希望生育的无助无望能得到解答，因此反复地占卜算命寻求解方。在这些过程的背后，充满了在求子道路上，对于未来的茫然、看不到尽头的感受。因此，让步调回到"过生活"，而不仅仅是备孕，一来可以减轻在情绪上的负担，二来也能真正回到本质——生儿育女是人生中重要的一部分，但也不能涵盖生命的全部。当我们让生活回归于生活，减少把怀孕当成念兹在兹的目的，这样，减压的生活方式，会让身心都处在比较平静的状态中，有助于迎接宝宝的来临。

而如何让生活减少对于备孕的目的性呢？很重要的就是找回对于生活的投入感。正向心理学之父马丁·塞利格曼（Martin Seligman）在《持续的幸福》这本书中提出了幸福的模型（PERMA），分别是正向情绪（positive emotions）、全心投入（engagement）、正向人际（positive relationships）、生命意义（meaning），以及成就感（accomplishment）。心理学家米哈里·契克森米哈赖（Mihaly Csikszentmihalyi）在 20 世纪 70 年代左右，提出心流理论或称沉浸理论（Flow theory），意指全心投入在活动中忘我的感受，在这样的状态之下，个体的注意力不会放在原先所担心的事物上，而是全心全意把注意力贯注在自己感兴趣的事物上，以及伴随而来的感受上。

联结到与伴侣的性生活上，性不应该只是生育过程，应是两人之间身体与心理上的亲密感。当亲密关系更能聚焦在彼此的感受与联结时，才能享受在其中，而不是一种负担。别忘了，你与伴侣的关系是家的根本。

刚刚好的周围支持

心理咨询诊间

今天是妤的第三次心理治疗，一进门就可以看出她的情绪很低落。

"还好吗？"我问。

"我觉得我根本是工具人。前天是我取卵的日子，在取卵前我好紧张，我和先生说好想要逃跑喔！没想到先生居然说：'都花了这么多钱，你还要逃跑？'我听了之后所有的紧张都没了，都变成了火大。"

"你说你感觉像工具人，好像你会期待身体的辛苦和心理上的负担，先生可以感同身受、说一些让你感到安慰的话，却被拿金钱来衡量。逃跑是一种念头，但他所表达出来的话，却让你有种被指责的感受。"

"是不是？到底是谁在逃跑？看诊的是我，玩手机的是他；打针的是我，在旁边无所事事的也是他。"

| 给伴侣

在备孕或进行人工生育疗程的路上，女性在身体的承受程度上是高出男性伴侣很多的。不论服药或侵入式的检查与诊疗，身体的承担会增加心理的压力感受。因为是由女性的身体来负荷，导致女性会不由自主地把受孕的得失心都放在自己身上，因此伴侣之间的互相扶持，对于备孕过程的身心安适是很重要的。不少女性都会在进行人工生育疗程的过程中，对于伴侣貌似事不关己的态度感到不平，这时就很容易出现埋怨与争执。

因此准备怀孕的伴侣，请试着站在对方的位置，从对方的视角，想象那会是一种什么样的感觉。"如果我是太太，私密处承受这么侵入性的检查，应该也会很害怕吧？""如果我是她，常常要打针，一开始要打针时应该也会很害怕吧？"对于感受的体察、去表达自己对于这些感受的理解与安慰，会是最重要的聆听与陪伴。同样地，妻子是否能在感受到自己的埋怨之后，停下来把真实的感受与原因好好地表达出来，也很重要。

以好的例子来说，当她在听到先生表达在意金钱之后，可以练习把自己感受到的不平以及背后的想法，好好地表达出来："老公，我也知道我们花费了很多金钱，然而我还有投注很多身体不舒服以及压力，我说想要逃跑，是因为我真的很害怕，然后我想和你说……"让先生有机会听到妻子心里的感受，然后也以自己的感受回应。

备孕夫妻生活中面对的压力是双重的，除了我们都会遇到的工作与生活负荷外，又再多了一层备孕的内外在压力，内在的是自己的期盼，外在的是旁人的"关心"。备孕夫妻在双重压力下，想要平静自己的心，好好听彼此说话，其实并不容易。在迎接宝宝的同时，备孕夫妻也要在这个时刻学会聆听、学会好好表达自己的感受，并学会体会对方的感受。

| 给家人和友人

面对备孕夫妻，家人和朋友一定有很多话想要和这对努力的伴侣分享。然而打气鼓励或分享的话语，有时会不确定该怎么表达才好。下面有几个方法可以作为参考：

√旁人不需要担任"催生大使"

由于环境、经济条件与初产年龄上升等因素，生儿育女不是容易的决定，更不是想生就一定会有办法的。对于许多伴侣来说，在决定生育前往往会先审视自己的心力与资源，例如生涯规划上到底有没有余裕来好好照顾一个孩子？在收入上能否让全家人都可以不需要为支出担心？再加上普遍初产年龄提升的原因，就算准备好孕育孩子了，也未必就能立即如愿以偿。因此，生育这件事其实对于现代人来说，真的是一个需要通盘考量的决定，"生"的背后，更连带着孩子出生后的养育与家庭生活的安排。

周遭的人在表达关心时，未必能够完全同理到这对夫妻的立场，因为我们在给予关心或建议时，往往是从自己的角度出发。所以，请让生育的选择与决定回到夫妻身上，区分出是我们自己（家人和朋友端）想要的，还是这对夫妻想要的，这样才可以去练习建立好的心态。

√关心的方式

在面对新婚夫妇或备孕夫妻时，家人和朋友想表达关心的方式不一定要用"建议"的形式，可以改用"表达支持"或"分享"的形式。

关心的方式

建议	●要不要去检查一下？ ●要生早点生，太晚生带小孩会很累！ ●你们要不要生其实是你们的事啦，但也不要拖太晚。
表达支持	●你们怎么决定都没关系，需要什么再和我说喔！ ●我知道你们会有自己的方法的。
分享	●来聊聊最近我们大家的新鲜事吧！ ●想当年我生几个也一直被关心，真的是很有压力。

其实我们都有经验，恰到好处的关心是最能拉近关系的。当关心过多，或是表达前没有考量到彼此是不一样的个体，反而会让关系中增添压力。我们在给予关心时，别忘了先区分看看这是"我的期待"还是"对方的需要"，不把我们自己的期待加诸对方身上，才能让关心更到位，更到对方的心中。

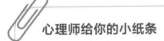

心理师给你的小纸条

　　亲爱的，备孕中的妈妈所过的日子并不是那么容易，这一路真的就是承担，学习真正的接纳，学习擦干眼泪后继续面对生活。别忘了，在备孕的你或是还在犹豫的你，依然是你；你有你享受的生活方式、有你爱的人，还有你喜欢自己的样子。请在下面的空白处，写下这些问题的答案，有的也许你已忘记了，没关系，我们来把自己唤起。

●我最喜欢的三种食物：

●我最难忘的风景：

●我最喜欢的一首歌：

●我最喜欢自己的一张照片：

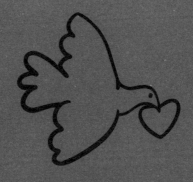

第 3 章

我怀孕了！
给第一孕期的你

我注定是你的母亲，并且我会尽全力去做好。
——电影《阿甘正传》

⊙宝宝来临的那一刻

你的感受

从验到两条线的那刻开始，也许你还没有意识到人生有什么不同，但这是巨大变化的开始，包含你看待自我与世界的方式，都会改变。

首先，宝宝的来临是否是你和伴侣预期之中的，将会影响你的情绪反应。假如宝宝并非计划中来到，而宝宝也不是你目前人生规划中的一部分时，你可能会震惊、不敢置信、惊慌、无助、自责或愤怒。你可能责怪自己太大意，责怪伴侣太轻忽，也可能觉得老天爷跟你开了一个大玩笑。这些心情将引导你去思考接下来的应对与计划。

如果宝宝是你计划中，或是不排斥的人生计划之一，确定怀孕的消息会带来前所未有的心情，大部分会是惊喜且愉悦的，也可能会有各种不安开始一点一点发芽：担心宝宝是否能稳定地抓住子宫、不确定自己的各种动作会不会影响到初期的怀孕状态……然后理性的声音会接着提醒你：开始要做各种准备了，找产检医疗院所、预约月子中心、搜集营养相关信息，等等。理性的思考与感性的感受，更迭出现在心中。你发现，怀孕的自己原来是这样的模样。

倘若你已经育有孩子，宝宝的再度来临，你有可能老神在在，但也可能感到惊慌。也许对于怀孕与生产过程已经有亲身体验，但可能会开始思考家庭经济是否足以负荷、照顾时间与质量该如何分配，以及大宝可能会有哪些感受。

每个生命的到来都是独特的，宝宝的来临会带来属于你与他之间独一无二的感受。换言之，每个母亲也都是独一无二的，不会因为怀孕或成为母亲，你就不是你自己。你的生命经验影响着你如何诠释这个新生命的来临。你也许会有和别人不同的感受，不用急着质疑自己为什么没有特别开心或期待，先让自己停在这些感受上，让感受成为你理解自己的入口。

告知伴侣

可能很快地，你就会把新生命来临的消息分享给伴侣了，可以想象的是，伴侣的反应会是你很在意的。如果他和你一样欣喜若狂，甚至比你更兴奋，那会是一个共享幸福的精心时刻，甚至整个孕期都会回味着开奖那一刻的模样。然而，当伴侣的反应和你想象中不同呢？倘若你和伴侣对于怀上孩子有着不同的期待，你们从这一刻起就开始需要沟通与彼此理解。

"我先生在听到我怀孕时的第一个反应是安静，我对于他的安静感到很震惊，我问他难道不想要孩子吗？他说他感受到的是压力，想到家里的空间大小、我们两个人的收入，以及接下来十八年都没有办法过自己想要的生活。看到他的反应，我觉得很沮丧，但又不能说他有错，因为这是他扛起这个家负责任的表现。我还以为我们会像电视上那样抱在一起庆祝，但现在发现我的想象好蠢，然后我仿佛也会觉得怀孕这件事是错的。

"然后我觉得对不起宝宝。"

当伴侣对于孩子来临的期待值低于你，甚至没有期待或抗拒时，你会生气、难过，也可能会想到很多接下来让你不安的部分："他会不会不想留住宝宝？""以后会不会都是我在照顾孩子？""原来他跟我的想象差这么多。"

会有这些想法都是很合理的，你可能会想要和伴侣争吵，试图影响他的想法，或是进入一个冷战期。但有个我们可以去思考的方向是：两个人在一起的过程，不太可能完全料想到对方面对重大事件的反应，例如买房、与长辈同住等议题。甚至你个人，也可能没有想到原来自己对于某件事的反应是这样或那样，当然你的伴侣也是。

面对怀孕这件生命中数一数二的大事，你们很有可能都是第一次面对，然后第一次认识自己面对新生命的想法原来是这样的。因此伴侣对于新生命的反应，也正处于一个认识自己的过程。给予你们时间与空间去谈谈各种感受，不企图说服或辩驳，聚焦在聆听上，你们都会更加认识自己，也更加认识彼此。关于伴侣沟通，在第七章会有更多描述。

我的犹豫大过开心

当然也会出现一种可能是，你的伴侣比你更渴望宝宝的来临。你可能会想："如果是伴侣想要而生下孩子，会不会因为不是自己想要的，而感到后悔呢？"毕竟这是一个极为重大的决定，如果不是因为自己想要，真的可以成为一位称职的母亲吗？首先，到底自己会是一位怎样的母亲，是一件很重要也值得思考的事。但首先我们要想，亲职，不会是母亲一个人的责任，而是父亲与母亲双方共同陪伴与教养孩子。父母亲之间的价值观、教养态度、情绪状态，都会在养育孩子的路上造成影响，因此先不要把过多的责任压在母职身上。

这时请你先停下来感受一下，你如果对于宝宝的来临有许多犹豫甚至不期待，可能是基于什么样的原因或经历呢？这样的思考，也可以提前到你和伴侣在讨论要不要准备怀孕时，就开始进行。大致可以分成三个层面去想：

| 自己成长的经历

孩提时期，你觉得自己是个快乐的孩子吗？你会怎么形容你的童年时光？我们都知道原生家庭的互动与教养方式，会塑造出一个人长大的样貌。照顾者，通常是我们的父母，他们会成为我们看待自己的一面镜子，也影响着我们的亲密关系与家庭观。然而影响的方式还是会有个别化的不同，有些人感受到来自家庭的不安全感，长大后习惯让自己与人保持距离，然而也有人因应不安全感的方式是积极寻找让自己可以感到安全的对象，成立自己的家。对亲密关系与家的想象不同，对于是否要孕育下一代的想法也随之不同。

2019 年"中国台湾青少年成长历程计划"发表了，这是个长达二十年的追踪调查，目的想要了解台湾省青少年和家庭结构的关系，如何影响到他们成年后的亲密关系与婚姻态度。该研究收集了 5541 名在 2000 年时为初一与初三的学生进行调查。研究发现，"12 岁以前父母离婚者"（也就是儿童期父母离异），在 19 到 20 岁时有约会对象的比例，显著高于"13 岁以后父母离婚者"（也就是青少年期父母离异）和"双亲家庭"。而"13 岁以后父母离婚者"对未来没有婚姻期望的比例，显著高于"儿童期父母离婚者""双亲家庭"的同侪。

从这个发现我们可以推论，在儿童期父母离异的孩子，可能因为缺乏另一个亲职的照顾，增加了之后寻找亲密关系的动力；而在青少年期父母离异的孩子，因为已有自我照顾的能力，思想上也较儿童成熟，可能更会去反思婚姻关系的正面与负面意义，而降低了想结婚的欲望。

这个研究虽然对于生育的着墨不多，却可以让我们明白，原生家庭父母的关系与教养方式，影响着我们对于家的定义、要不要结婚、要不要生育，也认知自己到底适不适合拥有下一代，这些想法都与我们成长的经验息息相关。理解早期成长经验对于自我的构筑过程，会让我们更清楚需要调整的方向是什么。

| 对于怀孕与养育的担忧

在现代社会中，把一个孩子养育成人，已经和前几个时代有很大的不同，因为家庭结构、性别角色与教养概念已有许多变化。"中国台湾家庭结构发展统计"指出，1981 年女性怀第一胎的平均年龄为 23.7 岁，到 2015 年已到了 30.6 岁，2021 年的统计则是 31.23 岁。从这些资料可以看出，母亲的生理与心理状态，已经和三十年前有非常大的不同。生育年龄往后延的可能性包括：社会经济发展的提升、教育的普及、女性社会角色的变迁等因素。

女性对于孕育下一代所需要的调整，也会有更多的思考与担忧，包括职业生涯发展的影响、生活形态的调整、夫妻关系的变化。我听到女性最多的心理挣扎，就是在自我与母亲的身份之间，是否能达成平衡。而晚育所带来的连带效应，会让女性思考体力是否能够负荷、高龄生产的危险性，以及对于孩子的生理影响，此外也会进一步考虑到，当孩子成年或成家时，自己的年龄是否会造成子女的负担等。当然，晚育的好处也是不能被忽略的，包括收入与经济条件稳定、心思与情绪稳定度更加成熟，以及对于教养观念有更多的接触。

接着我们可以思考生育的外部条件，包括养育与教育的所需费用、职业父母是否有协同照顾者，都可能是考虑要不要生育的原因之一。

在书写这段文字时，适逢新冠肺炎流行期间，大环境的各种巨变也让我在想："让孩子诞生到这个世界上到底好不好呢？"当然，理智上我明白没有绝对的好与坏，然而这样的感觉却是如此真实，或许这也是很多父母与准父母的心情吧。然而这犹豫的背后，充满了我们想要让后代无忧无虑长大的爱。看见自己的每一份心思，你会发现以往从未发掘的自己。

| 和伴侣的关系

也许你和伴侣还没有结婚，但你们意外拥有了孩子。这时你可能会思考，到底要不要因为孩子和伴侣登记结婚呢？或许你们一直都卡在某些因素所以没有登记结婚的打算，但因为有了孩子，开始面对这个因素的影响力，这可能是与双方父母的关系、价值观与生活态度有关，也可能是沟通与情绪表达的方式。因此你们会犹豫着如果生下孩子后，会不会恶化原来你们在关系中的脆弱之处呢？

也许你们已经结婚，两人世界的运作很美好，这时可能就会思考，当变成三人世界之后，会不会就失去了两人世界的美好呢？我们可能都听长辈说过："生个孩子家庭关系会变好，有些原来在意的问题，有孩子后就变得没那么在意了。"然而在孩子真的出生后，伴侣或夫妻之间需要解决的问题会是增加的，例如孩子教养观念、共亲职程度（coparenting）、工作与家庭时间分配，等等。因此生孩子对于夫妻关系的挑战，其实是有增无减。如果在孩子出生后，又因为缺乏体力、时间与心理上的余裕去沟通时，对于夫妻之间的亲密关系就会有负面影响。

因此，在发现怀孕之后，如果伴侣之间能思考并聊聊以下几个层面的想法，就可以增进彼此的了解或形成共识，这对于孩子出生后的生活状态与关系本身，会有很大的帮助：

1. 工作与家庭时间的分配。

2. 如有托婴需求的接送方式。

3. 孩子夜间照顾的互相协助。

4. 计算可能的支出与责任分配。

5. 情绪不佳时的表达方式与需要的修复方式。

6. 与双方长辈的沟通模式。

7. 两人世界的保留计划。

8. 保持接受各种变动的弹性。

9. 记得表达爱与感谢。

10.＿＿＿＿＿＿＿＿＿＿＿＿（写下你所想到的其他层面）。

在第一孕期开始思考上述这几个层面，你和伴侣之间就会有足够的时间可以沟通与认识彼此，这有助于降低你在怀孕初期对于未来的疑虑。

告知家人与朋友

我们常常会听到一个说法：怀孕三个月前不要说，因为还不稳定。要不要告知家人与朋友这件事，其实因人而异。一个很重要的观点是：怎样会让你比较自在且感到安全。如果初期怀孕状态还不稳，当你的工作上需要他人理解并协助时，告知可以让同事协助你，就是一种让自己安全的做法。如果你对于家人的理解是他们会关心到让你喘不过气时，暂时不告知就是一个让自己感到自在平静的方式。如果这个孩子得来不易，你可能会有更多的犹豫，一来很想和家人与好友分享你的感动；二来如果对于失去有更强烈的担心时，对告知家人与好友就会有迟疑。这个时候，你可以选择告知能够理解你的感动与你这一路以来的努力，以及可以放心说心里话的对象。

别忘了，重视自己的心情，也是照顾身体的一个方式。让自己觉得安适，就是最好的照顾。

怀上双胞胎或多胞胎

到底怀上双胞胎或多胞胎是不是一种一劳永逸呢？我相信过来人一定会对你说："是数倍以上的累！"不论是因为试管疗程还是自然受孕，得知自己怀上双（多）胞胎的感受，喜悦是双倍，但不确定感也会是强烈的。"到底要如何一次照顾两个婴儿呢？""我需不需要或能不能找到帮手呢？"各种因为照顾所带来的担忧席卷而来。

除此之外，由于双（多）胞胎的孕妇，人类绒毛膜促性腺激素（hCG）会较单胞胎的孕妇为高，所带来的初期不适感也会较显著。得知怀上双（多）胞胎的那一刻，你可以练习告诉自己："我有一整个孕期调适与收集信息，慢慢来。"让不安可以逐渐被安抚，再陆续收集有关双（多）胞胎的怀孕相关知识与经验。通过各种知识与经验的收集，会慢慢形成"我可以的"信心，为即将成为妈妈的自己注入力量。第三孕期的章节我们会来谈关于身体负荷的调适。

☺各种身心状况的调适

第一孕期的各项检查

第一孕期有不少需要进行的检查，自 2021 年 7 月起，中国台湾省健保补助的产检次数从十次提高为十四次，也新增了贫血检查、妊娠糖尿病筛检，以及提高至三次的一般超声波检查。除此之外，仍有些重要的自费产检项目，包含第一期唐氏综合征筛检、脊髓性肌肉萎缩症基因筛检、子癫前症筛检等。

在怀孕初期听到这些检查，可能会觉得信息量很多而不确定该如何取舍，建议可以先收集个人与家族成员的疾病史，并考量经济容许的范围，和产检医师进行讨论。例如有甲状腺功能异常的孕妇，可以进行甲状腺功能的筛检，减少早产或习惯性流产的风险。其中唐氏综合征筛检则是高度建议要进行的项目。

| 孕吐恶心

根据统计，有50%到80%的妇女在怀孕过程中经历过孕吐，大部分的孕吐会在十二周前停止，但仍有部分孕妇的孕吐时间拉得比较长，症状严重者称为妊娠剧吐，轻微者则称为妊娠呕吐。孕吐恶心是第一孕期孕妇最难熬的症状，许多怀孕妈咪会说："吃什么都一样，因为等一下就出来了。"需要上班的职场孕妈可能需要随身携带呕吐袋。因应方式是尝试各种食物后找出比较不会吐的食物，或是能够止吐的味道。

根据《孕妇健康手册》中的说明：孕吐的原因与孕期荷尔蒙的改变及代谢有关，有时心理因素、空腹也可能造成孕吐，通常在怀孕三个月后会自然减轻。

孕吐期间可试试下列方法：

1. 起床前先吃些苏打饼干、白吐司或谷类食品后，再下床。
2. 避免在用餐时喝汤或喝水。
3. 少量多餐、避免空腹，可在两餐间补充食物。
4. 避免油腻、不易消化或调味浓烈的食物。
5. 孕吐后用开水漱口，去除恶心的味道，并可喝少许水，将胃酸冲离食道，以减少食道灼伤的机会。

在心情方面，有些孕妇会因为无法控制的呕吐而导致郁闷厌倦的感觉。处理孕吐所带来的负面感受，有以下三点建议：

√伴侣的陪伴

在怀孕初期，由于宝宝在妈妈的肚子里，准爸爸还不太能够跟上孕妇在身体上的需要，仅能用观察的方式来感同身受。这时，伴侣的陪伴格外可贵。这里的陪伴是指需要站在孕妇的角度去同理她的需要，如果孕妈对于气味比较敏感，会引起不适，可在饮食与居家用品的使用上进行调整；如果孕妈对于进食又要吐感到很气馁时，不用刻意力劝进食，可以在她有食欲时，一起品尝她可以接受的食物。

曾经听过孕妈抱怨在她抱着马桶大吐特吐时，先生正在吃气味很浓的盐酥鸡，虽然知道先生的确可以吃他想吃的东西，但心里就很不是滋味，仿佛所有的不舒服只有自己在经历。这时我会鼓励孕妈把自己的感受和需要向伴侣诉说。例如"老公，我也很想和你一起吃盐酥鸡，也知道你爱吃，但我现在吐成这样。你知道吗？想吃却不能吃其实是很沮丧的"。把感受说出来，而不是指引别人应该怎么做或不该怎么做，这样，在沟通过程中更能增进理解，并且能减少冲突。

2022年8月，《爸爸孕产育儿卫教手册》出版了，让准爸爸更能发挥自己的角色，陪伴准妈妈，也做好成为爸爸的准备。

√运用专业心理协助

许多人可能觉得孕吐撑过去就没事了，但在许多研究中发现，持续性的孕吐恶心会和产后的忧郁与焦虑情绪有关。因此，如何协助孕期妇女度过孕期的恶心呕吐症状，会是帮助孕期与产后心理调适的重要介入点。然而，临床中鲜少遇到因为孕吐症状来寻求心理协助的孕妇，大部分孕妇会以"忍过三个月就没事了"的心态进行调适。

英国凯特王妃曾接受访问，分享自己育儿的心情，她提及怀孕时她出现了严重孕吐，要靠冥想和深呼吸的方式去调适。在2015年发表的一篇研究中，发现运用药物治疗搭配以正念为基础的认知行为疗法，相较于单纯只用药物治疗的对照组，在恶心、呕吐、焦虑指标分数、忧郁指标分数、对于身体状况的在意、对于生产的顾虑方面，都有较好的效果。

我自己在临床上曾经尝试使用正念疗法来协助被孕吐困扰的个案，帮助个案在当下能感受到平静与舒心，纾解不时被初期症状困扰的身心状态（关于正念呼吸的部分，可以先翻到第五章第三孕期的部分阅读）。正念是一种生活的哲学与态度，当我们越反复练习，越能成为生活的一部分。此外，我也曾带着孕妇进行过正念呼吸，再加入给身体的感谢与祝福。学会了正念的概念与实践，孕妇在整个孕期的过程中都能够自我关照。

以下是一个正念和身体共处的练习，你可以播放自己喜欢的音乐，听着音乐来练习：

现在请你坐着，维持一个直立但舒服的姿势，让你的脚四平八稳地踩在地上，也让椅子可以完全地接住你的身体。接着，请你把注意力放在你的呼吸上，好好地吸气，好好地吐气。你注意着呼吸，注意着身体的起伏，你和呼吸、和身体在一起。

透过呼吸，已经让你的感官、注意力，都和此时此刻在一起了。现在，请你挪一部分的注意力，感受一下因为怀孕所改变的身体。

请去感受一下你的子宫，它正在进行一项伟大的任务，孕育你的宝宝，这对子宫来说，是它的一个功能，也是一项挑战。请感受你的子宫，谢谢它和你在一起，一起承载着新生。

接下来请你把注意力放到腹部上，感觉一下你的肚子，这阵子因为反胃恶心的缘故，你常常感觉到的是不舒服，是翻搅，是不平静。然而肚子，和你一样，继续维持着它每天的运作，消化食物、提供养分。请你感受一下你的肠胃，抚慰它们这阵子的辛苦，谢谢它们的努力。

请你一边持续地呼吸，一边把注意力放在你的身体上，在不舒服的时候，要想到去抛弃这些不舒服，因为所有的注意力都被"不舒服"占满了，你会很难转移注意力，忽略身体的感受。而现在，是我们真正把注意力放在身体上的时候。当你注意着身体，你可能感觉到原来你一直用力着，原来你一直紧缩着腹部。这些发现，都是正常的，因为那是我们隐忍不适的方式，所以你可能发现，身体就算没有被恶心呕吐干扰，也处于紧绷的状态。

因此现在我想请你持续把注意力放在身体上，可以的话请放松紧绷的部位，然后谢谢你的身体，所有的承担与负荷，都是身体的努力。

大部分的时候，我们用大脑和外面世界互动，我们觉察到大脑的种种活动所带给自己的知觉与感受。但我们鲜少注意到身体，除非当身体发出不舒服的讯号时。我们可能因为把心思放在大脑的活动上，而忽略了身体这些负荷。透过把注意力放在身体上，我们可以温柔地与身体共处，不是忽略也不是无视，这是我们的身体、我们心的住处。当我们把心思放在身体上时，一方面可以放松潜在的紧绷，一方面可以把心思拉回来，不再被外在各式各样的讯息引领着、飘移着。

√ 幽默与正向观点，但有疑问时需咨询医师

可能许多孕妈都听过这种说法："会孕吐的话，代表宝宝比较聪明。"也可能听过："会孕吐的话，代表宝宝很健康。"当然，这些说法都不见得经过研究证实，但疗愈了被孕吐所苦的心情。曾经听过有位孕妈对我说："我都安慰自己，那表示我吃下去的垃圾食物，不会被宝宝吸收，又可以疗愈到我，多好。"无论如何，孕

吐都是怀孕过程中正常且因人而异的反应。然而当所有不适症状、当时间与强度让你有疑问时，建议可咨询妇产科医师。如果孕吐严重，以至于到头晕、电解质不平衡，或是呕吐超过二十四小时等，一定要就医寻求帮助喔！

| 疲惫感

部分孕妈会在这个时期感觉昏昏欲睡，可能晚上坐在客厅就不自觉睡着了，或是白天觉得闷闷累累的，打不起精神。在怀孕期间又会想要避免咖啡因，不能用茶或咖啡来提神。在工作中无法集中精神的感觉，真的会蛮痛苦的，也会担心影响到工作的成效。这时我们有哪些应对方法呢？

√将片段的休息带入生活中

首先，我们可以先了解，这些疲惫感是因为生理变化的影响。因为怀孕期间黄体素会急速上升，如果还有孕吐影响进食，就会让孕妈感觉更没有力气。因此，孕妈在怀孕初期会需要更多的休息。孕妈不妨把休息切割成几个小片段，例如本来没有午休习惯的话，就让自己在中午小睡片刻，或是下班后、晚餐前后也可以让自己稍作休息。

如果在怀孕前就有不易入睡的问题，或是怀孕后变得较难入睡的话，尽量让自己在晚间的休息时间不要太长，以免影响到夜眠的质量与第二天的作息。当然，如果你的疲惫感可让你从晚餐后一觉到天亮，就不妨让自己的生活作息配合身体的状况，下班后可以先冲澡或早点用餐，准备夜眠。

√调整心态与寻求支援

怀孕初期的疲惫，常常不是用意志力就可以控制的，可能会让一些在工作上求好心切的孕妈感到挫折，担心无法处理好重要的任务，或是疲惫到无法完成部分工作，尤其需要久站、轮班，或是大量专注力的工作形态，对于怀孕初期的女性工作者来说是很大的挑战。

在这个阶段，会需要调整一下心态，在工作上也许未能尽如己意，但那是因为身体正在负荷另一个生命，而不是自己办不到。同时也需要让职场同事了解自己的身体状况，才能获得必要协助，例如无法配合轮夜班工作，或是需要调整劳动时间等。

部分怀孕女性可能会担忧，如果因为自己怀孕，使得同事需要负荷较多的工作量，会影响自己在职场上的人际关系，也可能让自己的绩效评比变差。这样的事件可能大家都略有所闻。怀孕女性可能会有一种无奈的感受："我也想要在怀孕的时候好好照顾宝宝，但工作就是这么多。""我怀孕就是麻烦到同事。""一怀孕我就认命，今年的考绩不会太好了。"

我们一直期待通过各种职场母性健康的推广，让职场女性在孕育下一代的同时能无后顾之忧，一来是更确保孕妈的身心健康，二来也更能提高育龄妇女生育的意愿。照顾下一代是一个全方位的投入，更是一份挑战，成为父母的准备包含内在世界和外部世界，内在包含本身的心态建立、教养概念与沟通意愿等；外在则需要整个大环境对于育龄父母的需求能有更多的包容，包含试管婴儿补助、孕产期的身心照顾、托育协助等。"Happy mom, happy children, happy family."在母性健康的照顾上，职场与社会环境的友善，照顾到的将是整个家庭与我们的下一代。

| 焦虑不安，不确定感

第一孕期是在怀孕过程中会有较多不确定因素的时候，包含胚胎着床位置、着床稳定度、是否发展出心跳等。此时部分孕妈会经历到早期出血的症状，这让孕妈感到不安。此外，若过去经历过孕产期的创伤，包含流产、产后大出血等，都会影响到第一孕期的情绪稳定度。"这一胎会不会安全呢？""会不会又出现什么问题呢？"为了消除这些不确定感，许多人常会一直想（临床上称为"反刍思考"，简称为"刍思"）、不断上网找相关资料，或是把担心向有经验的人诉说，希望能够得到一个让自己比较宽心的答案。

上述都是我们面对不确定感时会出现的反应，出现这些不安与行为反应，都是合理的，但是不断地想，不仅无法安抚自己，反而会让心思更乱。在这个时候，可以拿出一张纸，把自己的担心写下来，通常我们在脑中思考很多也很杂，通过书写，一方面有整理思绪的效果，另一方面也可以通过书写的动作，让自己静下来，专注于书写并且稳定心情。

你可以翻到《妈妈心语手册》，仿照下表的格式书写，担心的是什么、担心的原因，以及可以让自己放心的理由。

担心的是什么	担心的原因	可以放心的原因
胚胎会不会顺利长大呢？	褐色出血还没有停止	上次产检医生说目前都正常
胚胎是否已稳固着床？	我一直需要移动会不会影响到着床稳定度？	我担心时就多躺躺

除此之外，许多孕妈在担心时就会去查网络信息，目的除了"查"之外，其实是希望能看到令自己心安的内容。然而，如果没有看到能让自己放心的信息，就会不断地查询，导致更焦虑。其实，如果出现一些特殊的生理症状时，例如腹痛、出血颜色变红，甚至晕眩等症状，就需要寻求专业医师的协助，而不是先上网询问网友的意见。毕竟每个人的身体状况不同，网络也无法隔空问诊，他人的经验无法完全应用在自己身上，询问产检诊所的医疗人员才能得到完整的协助。

心理师给你的小纸条

1. 亲爱的，恭喜你怀孕了！你正和一个生命紧紧联结着，在身体、在心里。在这个章节我们学会了：

   ● 所有的感受，都有它的原因，没有对错，只需要去理解。

   ● 第一孕期，很多身体不适都让你很有感觉，请好好照顾自己的需要。

   ● 伴侣的支持和正确的医疗协助都很重要。

2. 准妈妈可以下载喜欢的孕期 App，来帮助自己做孕期的记录。

3. 请翻到《妈妈心语手册》，和自己聊聊天。

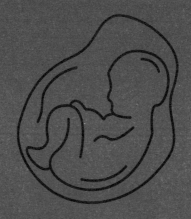

第 4 章

宝宝的存在变得立体
给第二孕期的你

听说神无处不在，所以创造了妈妈。
妈妈这个词，只是叫一叫，也觉得触动心弦。
——韩剧《请回答 1988》

宝宝稳固着床

从领到"妈妈手册"的那一刻，我们就和宝宝一起进入了一个安稳的阶段。第二孕期是从怀孕十三周开始到二十八周，在此期间，我们会逐渐感觉腹部的隆起，约莫在怀孕二十周左右，会感觉到胎动（经产妇则会较早感受到。怀第一胎称为初产妇，第二胎以上称为经产妇）。因此在第二孕期中，我们对于怀孕的感觉会更真实。这段时间是怀孕过程中最舒适的时刻，因为身形改变的幅度不会像第三孕期那么大，身体因荷尔蒙变化所带来的孕吐恶心、嗜睡等状况，也会逐渐改善。因此在第二孕期中，对于孕妇的身心挑战比较小，很适合在此期间进行一些宝宝出生之后的安排，例如采买育婴用品、布置婴儿房等，也可以用这个时期享受身为准妈妈的各种体验。

性别揭晓

在第二孕期我们会知道宝宝的性别，有可能和期待相符，也有可能不符。有可能你期待的是女宝宝，因为对于怎么照顾和自己生理性别不同的宝宝感到不安；也有可能我们意识到自己需要符合家族传统的期待，希望能够怀上男宝宝，以减轻期待所带来的压力。

有关重男轻女的传统思维，到了现代社会有改变吗？许多成年女性会在咨询的过程中，和我谈起从小到大原生家庭重男轻女的现象，小至做家事的分配，大至家中教育资源的分配。而到了父母老迈后，女性又常常担任照顾者的角色，或是在父母身后财产分配上，主观感受到不公平。

在联合国的统计资料中，出生性别男女比例大约是 105:100。而在中国台湾省，2021 年有关统计资料显示，出生性别男女比例大约是 107.15∶100。另一项统计资料则是第三胎的男女比，即使在 2011 年开始禁止筛选性别的措施，2011 年到 2016 年的男女比均落在 1.11 以上，仍可以看到期待生出男孩的趋势。好消息是，这个趋势的确因为时代的演进逐渐在改变，让每一个降临的生命，不论生理性别为何，都能一样被珍惜。

新手爸妈面对宝宝的到来，都会有很多想象。例如宝宝是射手座，个性会很活泼；例如宝宝会不会长得像胎梦里的模样；例如宝宝每次在母亲喝完饮料都动得很厉害，长大应该是个饮料咖……父母对于宝宝想象的内容里有爱，当然也有期待。因此我们需要去分辨，某些期待是属于我们自己的，不该加诸宝宝身上，即使期待的是不同性别，而我们成为父母的旅程，就是从怀孕的过程中练习和自己的想法对话，不论是男宝或女宝，都是自己的孩子，都是独一无二的。

和伴侣的沟通

在第二孕期中，我们会开始着手安排宝宝衣食住行相关的配备，也可能会需要更改家庭的硬件配置以及作息与交通上的变动。这时伴侣之间会开始依据自己的教养观念来进行安排，因此沟通变得非常必要。例如婴儿床该放在独立的房间还是主卧室？如果放在主卧室的话会用什么方式布置？需不需要购入婴儿提篮？谁负责接送小孩来往托育处和家里？此时会反映出两人对于照顾孩子的想象与期待。

准爸妈两人在长大过程中被养育的经验以及听取他人分享的内容，都会影响到各自对于宝宝该怎么照顾的态度。可能一方觉得"胎教音乐没有用吧"，而伴侣却觉得所有能对宝宝好的都应该试试看；可能一方会说"我爸还不是用摩托车载我到大，也没怎么样"，另一方却觉得基于安全的理由，一定不能用摩托车载宝宝。如何在意见分歧的地方，通过沟通来决定各种选择与做法，是第二孕期中新手爸妈可能面临的任务。

在沟通的过程中，伴侣可能会开始发现彼此过去不认识的部分。在没有孩子之前，我们都不会完全知道自己成为父母是什么样子。即使在怀孕的过程中，我们对于自己成为父母的想象，也不会和孩子出生后我们作为父母的展现完全一样。因此在这个阶段中，伴侣双方都需要去聆听自己，也需要去聆听对方。聆听自己为何在某些点上坚持，并且和对方说明理由，例如在汽车座椅上的需要，是因为有大量数据显示这是保护婴儿在行车交通时的安全；也要聆听对方为何在某些点上无法让步，例如希望婴儿在另一张床上睡觉是因为避免被大人压到，以及自己也好害怕睡眠被干扰。如何不断地聆听对方，共同思考可以调整的方式，并且不让解决问题的方式简化成只能二选一，将会是第二孕期开始到成为父母的过程中，不间断的功课。

● **心理师和你分享** ～～～～～～～～～～～～～～～～～～

解决问题时跳脱思考框架

人性常常让我们把问题解决的方向，偏离了我们想要解决问题时的本质。在《你问对问题了吗？》一书中提到重组问题框架的概念，也就是询问自己："我们想解决的问题到底是什么？"

以伴侣之间的沟通来说，假设今天准爸妈在讨论："要选择剖宫产还是自然产呢？因为不想要不知道什么时候要生的那种不确定感。"因此这个问题也许可以被重新定义:"怎样可以让准爸妈心里更有控制感?"如果是选择自然产,就是把待产包提早准备好,并将阵痛落红时的行动步骤都想一遍;如果是剖宫产,因为日期定了也会有变动的可能。把剖宫产与自然产的流程都熟悉后,才会真正让自己心里面更有掌控感,而不是仅仅在生产方式上做选择就好。

这是我们上一段所说,我们可以不要让问题解决简化成二选一,而是让彼此都更清楚问题解决的目标是什么。

把怀孕的消息告知大宝

如果你是经产妇,也就是你已经有一个或一个以上的孩子了,在得知怀孕后,你可能会站在大宝的立场思考:老大有了弟弟妹妹会是怎样的感受呢?会不会吃醋或感觉到被忽略?你也可能会思考自己将怎么分配心力给每一个孩子。这些疑惑首先会出现在,要怎么把妈妈肚子里有另一个宝宝的消息告诉大宝。

我们首先可以考虑的因素是大宝的年龄,年纪小的孩子对于妈妈怀孕这件事的理解有限,因此需要随着怀孕的周数越来越大时,慢慢用大宝可以理解的话来告知,并且让大宝有机会参与和肚中宝宝的互动,例如感受胎动,和宝宝说话。

此外，人们有个观念是要大的孩子去照顾小的孩子，然而大宝对于手足的概念是陌生的，因此相比要大宝去"照顾"弟弟妹妹，更重要的是大宝与弟弟妹妹要有"联结"。可以和大宝说："我们是一家人喔，我们会一起出去玩，你们都是我的宝贝！"避免强调大宝必须因为弟弟妹妹的出生而变得更成熟懂事，也避免要大宝和弟弟妹妹分享玩具，这些可能都会让大宝觉得因为手足的存在，而感受到被剥夺或要跟弟弟妹妹"不一样"。同时，亲戚家人也尽量避免开"以后饼干要分一半给弟弟妹妹了，怎么办？"这样的玩笑。

即使孩子不见得能够用精确的语言表达感受，但每个孩子都会期待爸爸妈妈完整的爱。只要能站在大宝的角度思考，就能让大孩子减少弟弟妹妹诞生后的不确定感。

胎动

在怀孕二十周左右，准妈妈会感觉到胎动。如果说超声波是视觉的感动，胎动就是一种立体的联结感。准妈妈开始会去想象孩子的每一次动作，是不是好动的孩子？是不是贪吃的孩子？对于古典音乐是否特别有反应？从心理学的观点看，母婴关系从受孕的那一刻就开始了。也因为身体的联结，母婴之间的互动早于父亲。在第一次的胎动之后，准爸爸就可以开始和宝宝"呼应"着，这也会让准爸爸更能在心态上准备好成为一个父亲。

第二孕期开始，产检的频率为四周一次，会让原先就比较焦虑的孕妇，因为在意胎儿的健康却又间隔比较长的时间才能产检，因而对于胎动的次数非常敏感，生怕自己不留意就没有注意到宝宝的讯号。建议准妈妈可以请教妇产科医师，了解正常范围的胎动频率是多少，让自己在孕期中得以留意而不用一直担心。

生活计划与旅行安排

离开了身体不适的第一孕期后，准妈妈的身体会舒服很多，很适合在这个阶段安排一下接下来的生活进程，搬家与旅行都很适合在第二孕期进行。除此之外，准妈妈也不妨在这个阶段学习一些自己感兴趣的事物，作为孕期的身心调适方式之一，这些可以在孩子出生后，闲暇之余让成为母亲的你，感觉到拥有自我的方式。

本书第一章提到正向心理学 PERMA 的概念，其中"全心投入"与"成就感"会让人感觉到满足。例如有许多准妈妈在这期间开始接触瑜伽，练出兴趣并养成习惯后，就变成了在宝宝出生之后，让自己可以运动并且让自己平静的方式。

☺️身体的样貌

　　怀孕，可能是大多数女性在成年之后，身体样貌改变最多的时候。即使在准备怀孕的过程中，有意识到体重会上升，原本紧实的肚皮会变得松弛，但面对实际身形开始改变时，仍会需要适应。如果原先的你对于身形就十分注重，会花许多心力维持理想身形，那么就需要在孕期对身形建立合理的期待。

　　根据《孕产期营养手册》，孕期体重增加有明确指引（见下表）。在整个孕期中，摄取足够的营养与适当的运动，是有助于孕妇及体内宝宝健康的重要原则。BMI 在 18.5 到 24.9 的女性，第二孕期和第三孕期每周建议增加 0.4 千克到 0.5 千克。

孕期体重增加建议

怀孕前的 BMI 体重（千克）÷ 身高平方（米）	建议增加 体重千克数	第二孕期和第三孕 期每周增加千克数
＜ 18.5	12.5~18	0.5~0.6
18.5~24.9	11.5~16	0.4~0.5
25.0~29.9	7~11.5	0.2~0.3
≧ 30.0	5~9	0.2~0.3

资料来源：中国台湾孕期体重增加指引、美国妇产科学会

　　每一位怀孕女性的身体状况都是独特的，因此你的体重增加可能在标准内，当然也可能体重增加幅度很快，这时我们需要先做的事情是在每次产检时，确认自己的生理指标，例如尿蛋白、尿糖与血压等都是正常的，并且可以和产检医师讨论你的饮食与运动习惯，医师会给予你适当的建议，或是转介营养卫教咨询。通过专业的医疗协助你维持健康，也减少必须靠自己控制身形的辛苦。

　　当然，你也可能期待自己体重增加越少越好，希望自己体重增加的幅度低于医疗建议。也许我们需要留意内在的信念，如果在怀孕过程中经常被体重"不够理想"所苦，就需要替自己的感

受做一些事。你可以停下来，问自己几个问题：

● 我的体重是真的失控了，还是我害怕变得失控？
● 我对于体重的担忧，源自何处？
● 我对于体重的担忧，和生命中的哪些人有关？

你可以试着把这些问题的答案写下。如果你第一题的答案是"害怕失控"，而非在数值上的失控，第二题和第三题的答案有助于你思考：对于身体的意象是否和你喜爱自己的程度紧密相连？而身体意象和自信的联结，是否和过去的某段挫折经验有关？如果答案为"是"，那我们需要和自己对话，告诉自己："我正在经历一段神圣的经验，孕育一个生命，这会需要母体在身体和心灵上大幅改变，这个改变是必然的，而并非完全不可逆。"此外，也需要告诉自己："这是我的担忧，而非真的发生了。"区分"担忧"和"真实"，是一种很实用的认知调整方式，让我们知道担忧只是自己的想法，并非真实之事，我们可以不被担忧控制。

我们甚至可以让自己的念头转个弯——这是人生中你可以很合理让肚子"不平坦"的时刻，享受在均衡的饮食中，享受在感受自己所摄取的养分正在滋养着宝宝。让自己保持健康的身体与心态，也体验着不同于以往的自己；甚至很有可能，你和宝宝这段联结的旅程，会改写过去被身形影响的自信。停下来和自己的感受对话，将会是一个自我接纳的开始。

关于性生活

　　女性在怀孕之后因为荷尔蒙的改变，性欲的变化和对于性生活的想法因人而异；你也很有可能，在性生活的态度上会和伴侣不同。如果怀孕的过程并不容易，或是在第一孕期状况较不稳定的孕妇，对于性生活会更小心翼翼。你可能会担心过程会不会让子宫收缩而影响到宝宝？你甚至也可能会想象宝宝会不会知道爸爸妈妈正在行房？这些念头都会影响到你是否能在性生活中投入。同时，怀孕的过程也会让身体出现变化，包含腹部的隆起、胸部变大、乳晕色泽加深，这些改变都让你更加意识到自己将要成为母亲，而无法纯然用"妻子"的观点感受自己的身体。而你与伴侣是否能习惯因怀孕所带来的身体改变，会是影响性生活的主要因素。

　　如果你与伴侣对于孕期性生活有任何顾虑，请咨询医师。一般说来，孕期仍是能拥有性生活的。然而重点在于伴侣之间对于性生活的期待，以及性行为的方式是否能够互相体恤包容。例如当孕妇本身对于性的需求降低，对于身体的碰触容易敏感而不适时，伴侣可以理解到这是因为怀孕生理现象所带动的变化，并非仅以"拒绝"来看待。

　　孕妇本身也需要认识到自己的身体与心理发生的变化，你开始具备两个角色——原先的你以及要成为母亲的你，然后聆听这两个角色的需求。例如你可能有性欲但同时又觉得带着宝宝行房有点不自在，这时你可以和伴侣谈谈这些问题，也许伴侣可以安抚你的不安，或是在进行性行为时能更缓慢与温柔，配合你可以接受的节奏与方式。通过沟通之后的理解，能让彼此在性行为的过程中享受更亲密的感受。

第二孕期的各项检查

在第二孕期，孕妇除了例行常规检查外，也会有许多项目的检查。其中重要的检查包含了第二期唐氏综合征筛检、羊膜穿刺检查，以及高层次超声波检查等（见下表）。面对这些检查过程，准妈妈会有既期待又忐忑的心情，因此在产检过程中，伴侣与家人的陪伴是很重要的。倘若面对结果有任何疑问，建议直接与产检医师询问，不要径自在网络上寻找他人的意见，专业的经验与建议会是网络信息无可取代的。

各项孕期重要检查（非孕期全部检查项目）

检查项目	检查时间	检查方式	备注
第二期 唐氏综合征 筛检	15 到 20 周	抽血	可合并第一孕期唐氏综合征筛检结果作为参考指标

续表

检查项目	检查时间	检查方式	备注
侵入性染色体检验（羊膜穿刺）	16 到 20 周	抽取羊水	可加做羊水基因芯片检查
高层次超声波	21 到 23 周	超声波	
妊娠糖尿病检查	24 到 28 周	喝糖水、抽血	

终止妊娠

这是整本书中，我最难下笔的一段，脑海中浮现很多悲伤的故事。然而我还是把这部分内容放进书里，因为悲伤不会因为我们刻意忽略就不存在，却有可能因为正视这些感受，而让面临相同关卡的心灵能感觉到被陪伴，就算只有一点也好。

需要决定终止妊娠，可能是检查结果发现胎儿先天异常，或是发生胎死腹中的情况，也可能是因为孕妇本身生理因素不适合让产程继续。这时女性会面临两部分的难关，一个部分是抉择本身，另一个部分则是面对流产手术的过程以及宝宝离开后的哀恸。

在某些胎儿异常的状况下，孕妇与伴侣很难决定是否要终止孕程，例如当羊膜穿刺的结果显示胎儿为唐氏综合征时，父母面对生与不生的后果该如何抉择？这样的难题从来没有标准答案，而且两边的选择都会是痛苦的。我希望你不需要面对这个抉择，然而当你与伴侣不幸面临这样的难题时，请首先告诉彼此："我们正在共同经历一场艰难。"

当意外来临，我们失去控制感，很容易想要去找原因，因为找到原因能让自己仿佛拥有控制感。然而在找原因的过程中会有很多困难，一来很多时候胎儿的异常是无法确认原因的，二来在找原因的过程中，我们容易自责或责难对方。"会不会我年轻时怀孕就没事了？""是不是我过去做了什么的现世报？"这样的思虑在所难免，却也无形之中加深了痛苦。悲伤出现的形式可能有很多种，可能有自责，以及对命运捉弄的愤怒。这么多的样态，就是因为宝宝是妈妈生命的一部分。很多时候不是我们做错了什么，而是无法决定和宝宝相遇的时间与方式，因而太难承受。当夫妻一起携手面对共同的艰难，至少能感受到：我们不是孤军奋战，我们有彼此。生与不生的决定，会需要专业的观点作为协助，在心理上也必须同时建立起"没有绝对的对错"来帮助夫妻一起思考。倘若最后决定要终止妊娠，需要练习好好地和宝宝道别。

决定终止妊娠前，医师会评估周数、胎儿大小，选择手术或引产的方式，对于孕妇在身体与心理上的冲击也会有所差异，而在手术台上的道别，常是经历过的人心中长长的悲伤。在宝宝离开后，孕妇身体需要时间调养，心理也需要。在疗伤的过程中，我们会需要时间，以及对悲伤的允许。

我自己接受产科检查的经验中，有一些刚经历流产的女性会被家人叮咛不能哭——因为哭对身体不好，或是让宝宝无法安心离去。关于这点，我会和个案说："你失去了你的一大部分，甚至是全部，当然会哭泣。他曾经在身体里和你相连，但是他不在了，你有多爱他，就会有多难过。"好好地悲伤，才能在心里好好地和宝宝道别。

曾经历过终止妊娠的个案，和我谈起总有一种愧疚感："即使时间久了，我很怕自己不难过了，我怕宝宝觉得我们忘记他了，忘记他曾来过这世界，如果连我们都忘了，那他就真的不存在了。"这样的感受，其实完全可以理解，那融合着想念与不舍。我和这位个案谈道："想念的过程会悲伤，然而不悲伤了不代表不想念，而你其实知道，你不可能忘记宝宝的。"爱与想念，会因为时间，用不同的形式存在于我们心中。

而周围的亲友要怎么表达关心呢？首先，尽量不要以"把宝宝生回来"作为安慰，因为这样的话象征着只能靠拥有来疗愈伤痛。拥有与失去，都会是生命中必定发生的事，我们不可能一直拥有，也不可能一直不悲伤。除此之外，这样的话语也可能会让刚失去宝宝的女性执着于要把孩子生回来，而变成内在的压力。亲友可以给予的是一种不打扰的陪伴，让失去孩子的她知道：如果需要聆听与陪伴，我们在这里。没有赶快走出伤痛的催促，也没有过多的建议，就是一种不打扰的陪伴。

心理师给你的小纸条

　　这是个享受在怀孕的时期，你可以因为身体的轻松，开始体验当母亲的美好。不论孩子的性别，他或她都会是你用心爱着的孩子，因为你是母亲。

　　你的身体开始有些改变，也带动了心理状态的改变。在自我认同上，你开始练习融合原先的你与成为母亲的你。你将会观察到很多变化，我们可以记录这些改变，同时不要给予评价，只要如实描绘出这个新的自己即可。

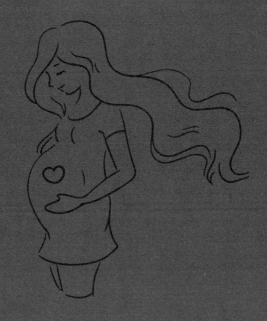

第 5 章

宝宝见面会倒数计时
给第三孕期和分娩前的你

你可能不是准备得很完美的妈妈，但对孩子来说，你是比任何人都好的妈妈。
——韩剧《产后调理院》

☺有感觉的身心改变

身体负荷

第三孕期也就是从怀孕二十九周开始到分娩的这段时间，宝宝在妈妈的肚子里快速长大，子宫扩张会压迫到胃部，准妈妈会因此感觉吃不太下或出现胃食道逆流，等到宝宝胎位逐渐下降，对于胃的压迫才会减低。

随着怀孕中后期开始，准妈妈逐渐需要托腹带来协助支撑孕肚，减少腰酸背痛的产生。在行动上也会逐渐感到不便，容易感到气喘或疲倦，部分孕妇因为耻骨疼痛会增加行动的困难，或是因为宝宝的位置顶到接近肋骨的地方而感觉疼痛。

除此之外，让许多准妈妈最难熬的就是腿抽筋，特别是在半夜时，不仅疼痛也影响到睡眠。在后期，准妈妈在睡姿上会需要用侧睡的方式，或是通过月亮枕来减少因为孕肚压迫所产生的不适。因此在怀孕中后期，准妈妈的睡眠质量可能会有变差的状况。

要如何缓解身体各项负荷呢？一般来说，可以从营养、行动的姿势以及舒缓的运动着手。《孕产期营养手册》建议："第三孕期的准妈妈要补充铁质，因为母体会因生理变化而增加血液体积，在分娩时会大量失血而增加铁质的耗损。在宝宝方面，需在胎儿时期预先储存出生至四个月大体内的铁质。而铁质是制造母体及胎儿血红素所需，因此建议所有孕哺妇女需要补充铁质。一般人膳食中每一千大卡热量仅含约六毫克的铁，而孕产期需要量为每天四十五毫克，所以若要从饮食中摄取足够的铁质，需要比较费心摄取含铁量高的食物。如果孕妇从饮食中摄取的铁质严重不足，可以在医师指示下，适时使用铁剂补充。怀孕初期补充铁剂可能会加重恶心的不适感，因此除非孕妇贫血，否则一般建议怀孕七个月后及哺乳期再补充铁剂。"

除此之外，根据资料，钙质缺乏只是造成腿抽筋的其中一个原因。随着孕期体重逐渐增加，孕妇腿部负担加重，若走太多路、站得太久，都会让小腿肌肉的活动增多，使腿部肌肉处于疲劳状态，引起腿部痉挛。因此，第三孕期的孕妈妈在走路与站立上的时间需要调整，尽量让自己的腿部不要处在过度负荷的状况中，并且需补充钙质，有助于舒缓抽筋问题。此外，还有频尿与便秘等问题，都会让准妈妈期待赶快"卸货"，希望宝宝出生之后，能够摆脱身体上的不适。然而大部分妈妈，生完之后的感想是希望把宝宝塞进肚子里，这就是既甜蜜又辛苦的负荷。

当然，除了在行动与运动上的调整外，也非常需要伴侣的体恤与协助。例如替准妈妈舒缓按摩、陪伴散步，都是关怀准妈妈身体和心理需求的具体行动。

第三孕期的各项检查

在第三孕期中，从第二十九周到满三十五周是每两周产检一次，从三十六周开始到生产是每周产检一次，在这之中会进行第二次梅毒检测以及乙型链球菌筛检。此外，因为胎位与胎盘位置，或是其他因素，会需要和医师讨论要自然产还是剖宫产，于是我们会需要了解自然产与剖宫产的差异，包含程序以及复原状况，得以让我们在心理上可以有所准备，并且有机会在后续的产检中和医护人员讨论自己的疑问或担心。

孕期忧郁

临床上我们会把分娩前后发生的忧郁列入忧郁症的其中一个分类，在《精神疾病诊断与统计手册》第五版（DSM-V）中有提道："有 50% 的产后忧郁症事实上在产前发生……研究显示怀孕期的情绪和焦虑症状和产后忧郁（baby blues）一样，会增加产后忧郁症的风险。"忧郁症的症状包含情绪持续低落、对事情无法感兴趣、饮食与睡眠状况改变（例如失眠或睡太多、吃不下或吃太多）、对于自信与自我价值严重感到不足，甚至会有想要伤害自己的念头。以上的这些状况如果发生情形长达两周，且发生在孕期，就很有可能是孕期忧郁的表现。

如果你在怀孕前曾经有过忧郁症或其他精神诊断的病史，由于怀孕必须停药或改变药物时，请记得要和你的精神科／身心科医师讨论，并且也可以增加非药物治疗的协助，例如心理咨询或调整生活方式，以减少在孕期生活中的压力，有机会降低孕期忧郁或其他精神疾患复发的风险。具体的行动包含：可通过心理咨询来进行孕期的生活规划，模拟生活中可能有哪些压力事件发生，可以怎样去思考与因应，作为孕期忧郁的"情绪疫苗"。

孕期情绪调适并非只是为了预防忧郁，也不只是为了当好一个母亲才去照顾自己的心情，重要的是让女性更有意识地去成为自己情绪的主人。身心愉快不只是为了家庭，更是为了自己。在前一章我们有提到，增加生活中的投入感，培养让自己可以感觉到愉悦的活动，就是一种照顾身心的积极做法。当我们学会了照顾情绪的方式，将会是给整个生命的礼物。

准爸爸的拟分娩症候群

随着和宝宝见面的时间越接近，不只准妈妈会开始不安，准爸爸也会有心情上的变化。所谓拟分娩症候群（Couvade Syndrome）是指孕妇周围的家人——通常最亲近的就是伴侣——

在生理反应以及心理上会有类似女性怀孕的症状，包含恶心、焦虑、情绪不稳定、体重上升等。目前对于产生拟分娩症候群的原因尚不明确，部分研究认为是心理影响生理，也有研究指出和体内荷尔蒙改变有关，通常会在第一孕期和第三孕期较为明显，也和准妈妈在身心负荷较大的时期不谋而合。

　　无论原因是什么，这都显示准爸爸内在的感受也需要被理解和被支持。如果准爸爸出现这样的症状，请不要觉得自己奇怪，可以通过运动、投入兴趣，或是与伴侣分享自己的感觉，甚至也可以和周遭同为当爸爸的友人谈论准爸爸经，来调适心情。

☺生产倒计时

生产前的不安：准备"心理待产包"

从三十六周开始，产检改为一周一次，也就是随时准备要来迎接宝宝了。即将生产前，妈妈都知道要准备生产用的待产包：包含宝宝的纱布衣、挤乳器、产后束腹等。通常在准备待产包的同时，心里也会逐渐感觉踏实些。待产包到底应该要准备哪些项目呢？下面表格可以作为参考，然而现在的医疗院所与产后护理之家都越来越能照顾到妈妈的需求，因此细项的部分可以询问你的接生医院或诊所或月子中心喔！

生产待产包

自然产	剖宫产
产褥垫、免洗内裤、会阴冲洗器、哺乳内衣、羊脂膏、妈妈出院服装与洗漱用品、挤乳器、溢乳垫、宝宝出院服装与包巾	产褥垫、免洗内裤、会阴冲洗器、哺乳内衣、羊脂膏、妈妈出院服装与洗漱用品、挤乳器、溢乳垫、宝宝出院服装与包巾
	束腹带、脸盆（因剖宫产可能需要的卧床时间较久）

即将要成为妈妈，你的心理状态是否也准备好了呢？准妈妈在怀孕后期到产前的这段时间，可以进行以下步骤来准备自己、安定自己：

| 罗列各种生产焦虑

面对临盆与生产，你有哪些不安呢？

● 从破水到生产，我会不会来不及去医院？

● 我好怕痛，阵痛和生产痛我会不会受不了？

● 打完无痛针我会不会变得不会用力？

● 觉得一直要被看开几指，好丢脸……

● 我会不会出力的方式不对，结果影响到宝宝？

- 我会不会最后要吃"全餐"（自然产的产程过长，改为剖宫产）？
- 剪会阴好可怕……
- 一些可怕的问题，例如产后大出血会不会发生在我身上？

你可以把所有的担心、害怕写下来（可以参考《妈妈心语手册》），通常在写下来的过程中，可具体呈现我们心里各式各样的担心，会比放在脑中更有条理。全部罗列完后，可以开始进行分类。分成两大类：第一大类是需要与医师做确认的，例如关于无痛分娩以及会阴切开术；第二大类是无法预期、难以由医师解答的，例如害怕丢脸、害怕自然产变剖宫产等。具体把可以询问医师的问题问完后，我们接着来思考第二大类的各种担心。

在第二大类的担心里，我们可以再问自己一些问题：这些担心是怎么来的呢？可能是听别人发生过，也可能是你前一胎的经历。这时我们可进行三个步骤来安定自己：

√告诉自己所有的担心、害怕都是合理的

生产本来就是一件没有控制感的事，特别是初产妇，历经完全陌生的情境，会担心和焦虑，都是能想象的，不用批评自己，也不用刻意压抑，接受自己的不安。你会发现当你接受所有的负面感觉时，你会坦然许多，即使那些不安还没有答案。就算你是经产妇，可能还是会对出现的情境担心，你也可能会因为前一胎

生产过程的不舒服而更担忧。无论如何，先让自己接纳各种感受。

√ 在这些问题的后面，写下安抚自己的方式

在罗列下来的问题后面，试着跳脱自己的角度，想象自己是某个对你来说有帮助的过来人，可能是你的某一位女性长辈，或是一位同为母亲的友人，想想她们会怎么安抚你，然后把那些话写下来。也可以试着告诉自己："相信自己和宝宝会一起努力，也相信医疗团队会在临床上给予你协助。"用你习惯的方式，给予自己安定的力量。

√ 和伴侣或能给你安抚的对象分享感受

别把难题闷在自己心里。生产不是你独有的任务，你的伴侣也在其中，家人是你的团队。你可以和伴侣或家人诉说你的担心，一同共度不安。当然，每个人的家庭都不一样，不一定每个人的伴侣或家人都是你的队友。这时你需要找能够聆听和理解你的对象说话，有时把感觉说出来后，你会发现自己并不孤单，原来自己的心情别人也有过，这在心情上会有很大的帮助。

如果你的前一胎生产经验对你来说余悸犹存，甚至到了创伤的程度，那么这一胎在产前的担心想必会更显著。而从另一个角度来看，你看到了自己有多大的勇气，抱持着对生产的担忧、照顾着大宝，同时也孕育着新生命。你可以停下来问问自己："这一路怀孕的过程，自己抱持着什么样的信念，并决定再次面对？"

不论原因是什么，里面都有你的勇气。谢谢自己的勇气，谢谢身体的再次承担，让这些感受和不安共存着。勇气不见得可以抵消焦虑，但那是你的一部分，当我们只看着焦虑时，我们会忘了还有勇气的那一部分。请让自己看到自己的全貌。至于生产创伤的部分，第六章我们会再提到。

| 珍惜两人世界的时光

孩子出生后，"伴侣"的生活会被"亲职"给瓜分许多，甚至几乎很难有两人相处的片刻。因此，请在怀孕后期多享受互相陪伴的时光，也可以在陪伴的时间里，请先生帮准妈妈按摩，减缓身体不适。此外，也可以在产前约定好，未来宝宝出生后还是要有彼此互相陪伴的时间。这样的精心时刻会成为记忆点，让宝宝出生后的手忙脚乱，能因为有伴侣的互相支持而感到安定。

| 职场准妈妈预演好工作界线

许多职场怀孕女性都会工作到生产前最后一刻，在产前忙的不是替自己准备，而是将工作收尾或交接，甚至有许多妈妈会将工作带到月子中心完成。一位身为护理师的准妈妈曾提到自己的感受：因为工作常常需要站着或走动，也会因为人力不足的关系必须继续支援，然而这样没有休息的状况，会让她常常对宝宝感到愧疚，觉得自己好像为了工作、为了他人，却牺牲了宝宝与自己相处的时间。

在预产期前或产后，建议妈妈把"自己的时间"和"工作的时间"在日程表里一起考量，要完全放下工作也许有难度，但当我们把自己的时间当成一个必备考量时，就比较不会被工作完全掩盖。当孩子出生后，我们的人生会跨足到一个不一样的状态，会不由自主地将自己投入在孩子与家庭上。虽然这是一个新的你，但你仍会怀念不用牵挂另一个生命的自由。因此，好好珍惜现在，不要让自己被过度的责任感或职场中的越线要求所限制。

| 了解产后的忙乱，并为自己打气

在怀孕过程中，准爸妈会逐渐通过各种知识管道，了解到孩子出生后会有一段很忙乱的时间，请让自己做好心理准备去承接。这样的预备不是要战战兢兢，而是预先建立一些产后育儿的概念。例如：

● 如果要哺喂母乳，不一定会很顺利，不要过度勉强。
● 宝宝不一定吃饱、换好尿布就不哭了，我会经历一段要了解宝宝个性的过程。我和伴侣会睡眠不足一阵子，互相轮流休息会好一些。
● 宝宝不会抱了就立刻不哭，安抚需要一些时间，不一定是我的方式不对。

提醒自己会忙乱一段时间，同时也是给自己打气，相信自己能够逐渐稳定与适应。这样的心理准备，会是心理待产包里的重要配备。

好好睡个觉

在怀孕后期，准妈妈会因为生理上的各种不适，以及心理上的不安，而使睡眠质量变差，可能是入睡困难，也可能因为频尿而中断睡眠。根据 2012 年台湾省针对 1600 名孕妇的调查，发现有 22.5% 的孕妇认为睡眠质量不好；而在 2018 年的另一个研究中也指出，第三孕期妇女睡眠质量比第一孕期差，睡眠质量受孕期、活动量、忧郁情绪及压力知觉影响。因此如何把握宝宝出生前的时期睡个好觉，是许多准妈妈的期盼。掌握睡眠质量的"四要一不要"，有助于让准妈妈睡个好觉。

| 白天要活动

除非你宫缩频繁或有出血等现象，医师建议安胎或减少活动，在正常情况下，第三孕期还是需要适当的活动量；适当地运动可以强健肌力以支持身体的重量，也能让分娩的过程更加顺利。而足够的活动量与适当的日照，也都与提升睡眠质量有关。第三孕期的身体负荷很大，在运动上更需要视身体的状况做调整，并接受运动专业人员的建议。

| 睡前要平静

我们都有这样的经验：躺床时会想东想西，可能是想今天未解决的问题，或是明天的待办事项，使大脑呈现停不下来的状态，而需要较长的时间才能入睡。因此，建议有睡眠困扰的准妈妈，在睡前一到两小时尽量避免需要"烧脑"的事务，例如处理带回家的公务，或去想明天的待办事项等，这样才能让大脑逐渐进入平静的状态。

可以在睡前听一些能让自己平静的音乐或胎教音乐（这里不讨论胎教音乐对宝宝的效果，而是让准妈妈放松用的）。此外，可通过一些呼吸练习帮助自己缓和心情，或是做一些简单的伸展运动，这些都有助于睡前的放松。

| 担心与待办事项要写下

如果你在产前赶着要把工作完成并交接给职务代理人，你可能会忙得焦头烂额，很难休息放松。在睡前，我们可以先把未完成的事项和待办事项都写下来，建议可以用手写取代用电脑或手机打字，因为通过书写的一笔一画，可以放慢动作与思考，同时也把担心与盘算都先放下。写完之后，就可以象征性地把这些心头上的事，放在本子里，让大脑可以在轻盈的状态入眠。

| 要提高睡眠效率

当躺床的时间过长仍无法入眠时，可以先起身坐着，看点轻松的书或听些让自己感到舒缓的音乐，直到睡意较浓时再去躺床。通常当躺床时间超过半小时仍未入眠时，我们难免会焦躁，想着"怎么还没入睡呢？"而一焦躁，也就更难放松入睡了。

在临床上有一个名词，叫作"睡眠效率"，这是什么意思呢？我们可以看下面的公式：

睡眠效率＝实际睡眠时数 ÷ 躺床时间 ×100%

当睡眠效率越高，也就是总躺床时间和实际入睡的时间越接近，我们会感觉睡得越好；相反地，如果总躺床时间很长，实际入睡的时间却很短，我们就会主观感受到花了很久的时间才睡着，这就是所谓的低睡眠效率。

因此，我们可以记录一下自己平常睡眠的时间，让躺床时间和实际入睡时间接近一点，例如早上醒来后就不要赖床，或是晚上等到比较有睡意时再去躺床，都是提高睡眠效率的方法。在《妈妈心语手册》中，也有睡眠日记的练习，让你更清楚作息与睡眠的关联。

| 不要强迫入眠

当失眠时，我们常因为想着第二天的事，而希望尽快入睡，以免影响第二天的精神。然而越急着入眠，越难睡着。因此当我们在发现自己难以入睡时，可以反过来告诉自己："那我就保持清醒吧！"这样的目的不是真的要你去洗脸清醒起来，而是为了减少对于失眠后果的担心。这是在失眠处理上的"矛盾意向法"（paradoxical intention），即可用来减少急着入睡所造成的反效果，一旦我们对于能不能睡着越宽心，就越能够入睡。

运用正念

不论是情绪上的不安或提升睡眠质量，正念的概念都能在生活中帮助自己平静。首先我们来了解"正念"到底是什么。正念的英文是 mindfulness，mindful，也就是留意，意思是让心念存在着，也有人翻译成内观或静观。很多人会以为正念就是要正面思考，其实两者的内容和运作方式并不一样。正念的意涵是将意念放在当下——当下的身体、感受、知觉，就是放着，一起存在；对于自己的各种念头和状态，不压抑也不下定论，允许所有意念在此时此刻和自己同在。

情绪的来源是什么呢？情绪是跟着大脑里的意念而生的，当我们对现下的遭遇有所判断，就会出现情绪感受，不论是正面的或负面的。我们以下面的例子来练习就会更清楚。

● 周日出门爬山，但想到周一上班有一些事情要完成、要见到一些人。

于是我的心情：＿＿＿＿＿＿＿＿＿＿＿＿＿＿＿＿＿＿。

●我一边在追剧，一边在想家里都还没整理，但我就是不想动。

于是我的心情：＿＿＿＿＿＿＿＿＿＿＿＿＿＿＿＿＿＿。

●社交软件上的朋友放了她健身有成的腹肌照，而我因为怀孕肚子很大。

于是我的心情：＿＿＿＿＿＿＿＿＿＿＿＿＿＿＿＿＿＿。

以上这些是我们在生活中会碰到的例子。生活中我们很容易在当下这个时间点，计划着甚至担忧着下一个时间点要进行的工作；我们可能在某些时刻，对自己批判着，应该这样、应该那样；我们也会在不同的人、事物之间进行比较，于是"不同"就有了优劣好坏。每个时间点里，我们的思虑决定了自己当下的感受。现在，可以静下来想想，发生在你自己身上的例子又是什么呢？

如果把正念的概念运用在上述例子，我们也许可以转换想法，认为在这个时间点，身体和心思是同在当下的，减少回想过去和担忧未来；我们可以在某个时刻，学习不批判自己应该要如何，接受当下的自我状态；我们也可以接受你我他之间的不同就是不同，没有优劣好坏。因此，刚才的练习可以变成：

●周日出门爬山，我把"五感"放在山里的空气、每一步，以及眼前的自然景色。

于是我的心情：＿＿＿＿＿＿＿＿＿＿＿＿＿＿＿＿＿。

● 我在追剧时，心思都放在剧情的转折与主角的状态上。

于是我的心情：＿＿＿＿＿＿＿＿＿＿＿＿＿＿＿＿＿。

● 社交软件上的朋友放了她健身有成的腹肌照，而我现在肚子很大。但那是她的身体，不是我的身体，我们是不同的状态、不同的身体。

于是我的心情：＿＿＿＿＿＿＿＿＿＿＿＿＿＿＿＿＿。

这样的练习是不是让你更了解正念的概念了呢？接着我们来讨论，到底要怎么做，才能把原先每天惯性运转的大脑，转变为正念的身心状态。我们可以从呼吸和行动做起。现在请跟着以下的步骤来练习正念，好好呼吸：

1. 找一个舒服的位置坐下，让背可以靠着，双脚踩在地上，这样会让你的身体被稳定地支撑着。

2. 先做几次深呼吸，通过吐气让你感觉身体逐渐放松下来。

3. 把注意力放在鼻子上，感觉吸气的时候，鼻腔温度是凉凉的；吐气的时候，鼻腔温度是比较温暖的。把气流一进一出的温度改变当成定锚，让自己将注意力放在呼吸上。

4. 如果你很惯性地想事情了，这是很自然的，因为这就是你平常的状态，只是你没有静下心来觉察到。现在，觉察到自己开始在想事情的时候，提醒自己把注意力放回呼吸上。轻轻唤回自己的注意力，而不是用压抑的方式告诉自己不要想了。

5. 让自己持续这样的呼吸三到五分钟，然后缓缓地张开眼睛，感受一下刚刚这几分钟你的状态。

写下好好呼吸后的感想与心得：

_____

_____

_____

_____

以上这五个步骤，就是通过呼吸让自己的思绪和身体于此时此刻同在，不刻意停止或压抑思考，自然而然地将注意力放在呼吸上。如果你是第一次接触到正念呼吸，可能会不太习惯，不太能静下心来，或是感觉思绪一直飘来飘去，这都是很正常的。通常只要多练习，就能让自己逐渐专注在当下。

我们可以在孕期中好好运用正念概念，运用正念呼吸，将自己的注意力从忧虑中拉回，与当下的自己共处，并且不加以批判，这就是接纳的过程之一。例如当我们正在忧虑着生产过程中的每个步骤，这时我们可以留意到自己的思绪已经在未来，而非在当下，就可以通过正念呼吸，或是当下可以让我们专注的活动，轻轻地让自己离开忧虑，把自己的注意力不费力地拉回到现实中。

这也可以运用在提升睡眠质量上，睡前可以让自己先坐着进行正念呼吸，感受到思绪比较不会到处飘移、睡意也比较明显时再躺上床去，这有助于提升前面提及的睡眠效率。

在第三孕期，身体的负荷很重，有时会被疲累感打败，这时我们可以运用正念来联结自己的身体，听听身体的每个部位和自己说些什么。往往我们面对身体负荷的反应是想办法忍受，或是忽略那些不舒服，觉得忍过去就没事了，或是转移注意力就好了。但这不代表我们在忍受或忽略时，情绪上就没有负荷，反而是以为忍过了，但负面的感受却累积了，这是一种压抑，我们在后续章节会陆续提到情绪压抑对身体的影响。

用忽略或转移注意力的方式来处理，我们的大脑和身体是断线的。在正念的世界里，可以让大脑和身体重新接轨，我们把注意力放在身体上，感受身体在告诉自己什么。你可以去感受腰部的酸痛，把注意力停在腰部，也可以试着放松腰部的肌肉，感谢身体的承受力。真实地让自己和身体相处，不是忍受，而是关照身体。当感受到我们正在温柔地对待自己时，情绪也被照顾到了，不用忍耐，不用忽略，这是爱自己的真实行动。还记得第三章我们有练习和自己的身体在一起吗？在这一章的更多说明，是能让你知道和身体在一起的好处。

除此之外，我们也可以在生活中落实正念，例如吃饭时将注意力放在咀嚼，感受食物的香气与滋味；行走时将注意力放在脚步上；运动时将注意力放在感受肌肉上，这些都是正念的实践。

心理师给你的小纸条

● 这个月身体上的负荷很大，请尽可能地休息，安抚自己的身体是很重要的。

● 即将和宝宝见面令你既期待又不安，不知所措时可以把这些感觉写下来。你会发现一字一句写下后，会感觉平静许多。

● 如果这是你的第一胎，相信我，写下这些日子的感觉很重要。往后在孩子的成长过程中，面对自己、拾回过往的自己会是一个暖心的过程。

● 请翻开《妈妈心语手册》，和自己聊聊天。

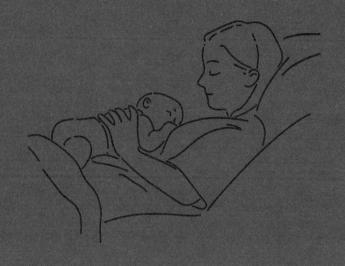

第 6 章

宝宝，欢迎来到这个世界！
给妈妈元年的你

如果你可以接受"宝宝是个蓬勃发展的小生命"这个想法，你就可以一面回应他的需求，一面从容自在地站在一旁欣赏他的发育，并从中得到乐趣。
——唐纳德·温尼科特《给妈妈的贴心书》

生产过程与你的感受

分娩疼痛

"痛是一种没有办法被分享的感觉。"这是有一回在上精神分析的课程时，老师所说的一句话。分娩痛是一种非常不一样的痛。当我们身体受伤时，可以处理伤口或立即止痛，但除了以无（减）痛分娩处理之外，分娩痛是必须一边与疼痛共存，一边出力的状态。这样的经历，让身为母亲的女性一生难忘，即使随着时间过去，但想起自己当时如何克服疼痛的感受，仍是深刻的记忆。

痛是一种很主观的感受，情绪与肌肉放松的状态，都会影响到个人感受到痛的程度。在怀孕过程中，我们会学习一些方法来处理分娩疼痛，例如拉梅兹生产呼吸法、足月后使用生产球练习，或是会阴按摩。这些都是非药物的方法，让准妈妈在怀孕期练习，帮助自己减少在产程时的疼痛感。

而剖宫产的妈妈会在宝宝出生后，经历到子宫收缩以及伤口的疼痛，这时可以用药物止痛的方式协助。部分新手妈妈的伤口不适会持续较长的时间，建议在产后回诊时咨询医师。

孕育过生命的痕迹

这些痕迹包含了子母线、妊娠纹，以及剖宫产的疤痕。子母线就是怀孕过程中出现的从胸骨处延伸到肚脐再到耻骨处的黑线，和妊娠纹不同，妊娠纹是皮肤扩张的纹路。每个女性的体质不同，因此妊娠纹和子母线会留在身上的程度也不一。

我们在怀孕过程与产后，都会接收到一些美容产品与医学美容的讯息，来帮助皮肤状态的恢复。不论你想要采用何种方式，心理上都需要做接纳的练习。我们在媒体上接收到各种讯息，包含美丽的孕期写真，或是艺人怀孕宛如少女体态等新闻标题，都会影响到我们对于怀孕到产后身形变化的期待。

如何在保养之余练习适度的接纳是很重要的：当我们孕育过生命，身体和心理都会走入另一个生命的阶段，这是一个接纳改变与蜕变的过程，我们的身体一定会有或多或少的改变。当我们能接纳自己的改变，也是在练习接纳和我们不一样的生命——我们的孩子。孩子有着和我们不一样的喜好、脾气，也许在宝宝刚出生的时候你还没有明显的感觉，但练习接纳会是接下来在陪伴孩子长大的过程中，非常重要的课题。

松垮的肚皮和掉满地的头发

最令产后妈妈困扰的，应该就属腹部没有怀孕前紧致，以及在宝宝出生三到六个月后会出现的产后落发。有部分的新手妈妈，可能会因为身形难以恢复和产后落发的量，明显影响到情绪，会觉得生产对女性有好多不公平。这时，寻找一个自己可以投入的运动是很好的办法，可以同时帮助到身形恢复以及情绪上的稳定。然而新手妈妈可能会说："我连睡觉都睡不够了，怎么可能还去运动？"一个可行的方式是选择自己能够投入的运动，包含感到有兴趣以及便利的程度。现在有许多在线资源，可帮助新手妈妈减少时间和空间的限制来进行适合的运动，那些都可以作为参考。

运动的好处有很多，有在练跑或固定运动的人可能体会过"跑者的愉悦感"（runner's high），这是因为当我们进行长时间、连续、强度中度以上的运动时，大脑会开始产生脑内啡，让我们感觉到愉悦感，而愉悦感又会增强我们继续运动的信念。此外，产后妈妈会有"妈妈手"（医学上称为狭窄性肌腱滑膜炎。产后女性因怀孕末期荷尔蒙的改变，可能使关节与滑囊有轻微发炎的反应，再加上抱宝宝时持续用力不当，便容易患上"妈妈手"，会感到明显疼痛和难以出力）或腰酸背痛的困扰，如果可以通过运动增加肌力以及学习正确使用肌肉的方式，可以减轻照顾宝宝所产生的身体不适。

而关于产后落发，通常会持续数个月，因此会让落发的妈妈非常难过，也担心自己的发量是否会恢复。一般来说，产后落发的情形缓解后，头发会逐渐生长，而营养的均衡摄取是很重要的。倘若掉发问题太过困扰，可以咨询医师，通过一些检查来协助你面对产后落发的困扰。

☺母乳还是配方奶？亲喂还是瓶喂？

关于母乳的信息

关于母乳还是配方奶的讨论，是产后妈妈十分关切的议题。哺喂母乳有其生物性的意义，让物种得以用自然的方式繁衍与存活。到了现代社会，科技的发展让人类的生存方式有更多可能性，当母亲的角色更加多元，不再只是哺育与照顾时，配方奶的便利性成为选择之一。

常听到产后妈妈在询问："我到底该喂母乳还是配方奶？"如果你也有相同的疑问，首先我们需要花一些时间熟悉哺喂的过程。你可能在医院、月子中心等地方已经尝试过亲喂母乳、瓶喂母乳或瓶喂配方奶，你也可能体验过用挤乳器收集母乳的过程。体验中我们逐渐会形成一些概念，例如我的产后生活适合哺喂母乳多久？或是我想要喂母乳多久？这些思考会包含一些因素，例如职业妈妈在挤乳与工作上时间的分配、母乳量的多少，以及在哺喂过程中的一些困难有没有办法被适当解决等，都会影响到我们的打算。

母乳的好处也许大家都知道了。世界卫生组织指出，母乳的好处在于便利与卫生，可以提供宝宝在出生第一个月中所有的营养，母乳中并带有抗体可以提供给婴儿保护；在宝宝六个月到一岁之间，母乳可以提供一半的营养需求。母亲本身也能因为哺喂母乳减低罹患乳癌和卵巢癌的风险。在心理上，妈妈除了可以享受在哺喂母乳时和宝宝的亲密时光外，也能体验到"我所提供的养分可以照顾我的孩子"这种难以言喻的满足感。

然而，哺喂宝宝的过程会有许多困难需要克服，包含如何读懂孩子是否吃饱、哭闹的原因是生理需求还是其他、宝宝在亲喂与瓶喂转换的调适、妈妈自己的乳头不适等等。这时我们需要帮手，包含妇产科医师以及母乳顾问。

母乳妈妈有许多辛苦是不为他人所知的。亲喂母乳的妈妈，很多时候会出现宝宝整天"挂在身上"的状态，因为新生儿的喝奶时间比较长，加上亲喂与妈妈接触的感觉，会让宝宝舍不得离开妈妈的怀抱，而当妈妈需要休息时，宝宝由爸爸或其他人接手就可能会哭泣。有些亲喂妈妈说这时会感觉到被指责："你看亲喂母乳就让其他人无法接手照顾吧！"

愿意亲喂母乳的妈妈其实是几乎放下自己的全部，想要给宝宝最天然及提供抗体的营养来源，而伴侣与同住家人如果能去珍惜这样的母爱，并且成为支持者与协助者，例如在哺喂以外的时间尽量接手，让孩子练习熟悉妈妈以外的照顾者；或是能够换位思考感受一下，今天如果自己是亲喂妈妈，成天被小孩"挂在身上"会有哪些心情呢？对于哺乳妈妈多一份体恤与理解，是能让整个家庭更温暖的原动力。

不同的哺喂方式，一样的爱

然而哺喂母乳不是想要就一定顺利的，在各种条件下，有时使用配方奶会是一个让家庭生活可以运作比较顺畅的方式。每个家庭的选择，都有其原因。部分使用配方奶的妈妈或是因为生理因素必须停喂时，会因为无法哺喂母乳而感到愧疚；或是对于没有办法给孩子抗体而感到不安。而哺喂母乳的妈妈，也有可能在决定离乳的时间点而感觉到不安，心里会想着有其他妈妈可以喂母乳喂到几岁等等。

我一直期待喂母乳这项任务，是让孩子和母亲都能感觉到自在的。如今我们会在各大哺乳室看到"母乳最好"的海报，在母乳政策的推动之下，二十四小时母婴同室会是"成功哺喂母乳"的步骤之一。然而许多妈妈感觉到自己产后没有休息的时间，必须一直练习哺喂母乳，也影响到产后的身心恢复。

近年来母亲自我照顾的意识崛起，妇婴相关专业也开始主张不要让哺喂母乳成为产后压力来源，在哺喂母乳倡导的方式上也有所调整，让哺喂母乳这件事更以母亲为主体性，并扩大了母爱的定义——不应该只在母乳这件事上。就算不能够哺喂母乳，母亲还是母亲，可以用陪伴、说话、拥抱和游戏的方式围绕着宝宝，那都是爱的展现。

☺该成为全职妈妈吗？

台湾省"育婴留职停薪"制度出台后，父母对于孩子的照顾有了更多选择。近年来爸爸请育婴假也有逐年增加的趋势。而新手爸妈在考虑孩子接下来的照顾方式时，会有多方的着眼点，因此也不容易做决定。我们可以通过"四W一H"的方式来询问自己。

为什么（why）

我想要育婴留职停薪的原因有哪些呢？原因可能不止一个，包含考量宝宝、自己以及家庭。可以用分条列出的方式记录下来。例如我想要给宝宝安全感、我自己想停下来思考下一步职业发展等。

影响你做决定的因素有哪些（what）

这部分又可以分成自己、宝宝与家庭的因素。自己的部分包含产假时觉得自己更想要全职带孩子了，或是个人对于职业发展的渴望程度。例如许多妈妈会想着："孩子的成长只有一次，会这么与妈妈亲密的时候就是现在，而我不想错过。"宝宝的部分包含我们觉得对孩子来说最重要的是什么，例如宝宝的气质，或是特殊生理需求等。家庭的部分则包含育婴留职停薪时的家庭支出、整个家庭对于育儿的态度，以及可以成为后援的程度。

如果要育婴留职停薪会是什么时候（when）

有些新手爸妈会因为工作告一段落，或是想要在宝宝到了某个时间点时能多一点陪伴，而决定请育婴留职停薪。有些爸妈想要从宝宝一出生就开始全职陪伴，有些爸妈则想等宝宝大一点、能跟人有多一点互动时才开始全职陪伴，这些都是关于时间点的决定。

哪些人会影响到你做决定（who）

宝宝的诞生是整个家庭的大事，每个家庭对于孩子的照顾方式、投入的人力和心力都不同。因此在决定育婴留职停薪时，也许你会听到家人不同的声音，可能是支持也可能是反对。这些人有可能是你很在乎的，也有可能是你不得不在乎的。

不论你之后想用什么方法去减少他们的影响，首要都是去辨识这些声音。将其列出来不代表你觉得自己被他们决定了，这个步骤是为了澄清你自己。可以的话，也请你列出这些人是用什么方式影响你的，是他们所谓过来人的经验，还是因为那些人和家庭经济收入有关。把这些列出来，可帮助你更清楚决定这些声音和你内心的距离。

如何安排育婴留职停薪（how）

即使请育婴留职停薪，你也可能会需要帮手，特别是在一开始还不熟悉宝宝各种反应的时候。随着带孩子的心得逐渐累积，你可以规划留职停薪时期的生活，可能是带宝宝参与一些亲子同乐活动，也可能是你可以找到适合的帮手，让自己能够暂离宝宝，安排一些自己想做的事。这个过程可以随着宝宝的成长而逐渐有所调整，因为每个阶段的宝宝都会有让你必须应接的状态，或是令你惊喜的改变。

以宝宝的睡眠来说，随着宝宝一天一天长大，会逐渐延长睡眠时间，我们也可以跟着多加休息，让自己白天比较有精神。然而宝宝的睡眠状态有时会遇到"乱流"，例如从一次夜奶，突然变成两到三次夜奶。这时身为妈妈的你就会去思考，到底是生活中的哪个环节影响了宝宝的作息，是不是睡前奶喝不够，或是白天讯息刺激太多；你也会想要观察宝宝的身体反应，有没有哪里不舒服。因此在育婴的过程中，生活的安排其实需要随时跟着宝宝的状况做调整。

💬 **心理咨询诊间**

> 蕴在结婚前是企业的中层主管，和先生因为工作上的合作结识，宝宝出生后，先生希望蕴能辞掉工作专心带孩子。蕴思考过后，表达了自己不想中断职业生涯上的发展，希望产假之后将孩子送托，自己则回到职场。
>
> 然而当她说出这个决定时，先生与家人的回应是："你觉得工作比孩子健康长大还重要吗？"这样的提问让蕴感到非常不舒服，没办法改变先生与家人的想法，也让她非常有挫败感，感觉自己莫名地被指责了。
>
> "当时他是爱上我工作时的模样，然而现在这却变成他要放弃的一部分。"

人们的思考常落入一个陷阱，就是判别是非对错，并觉得别人应该要如何做才是对的："你应该要成为我心目中那样的好妈妈""他那样带孩子的方式不对"等等。育儿这件事也是，每个人都有自己的育儿理论，而在一个家庭里，不可能所有人的想法都是一样的。因此，最重要的是：我们能不能替自己心中留个余地，让伴侣的育儿与家庭观点，得以进驻到我们的内心，同时听到自己和对方的声音。育儿的基础是父母亲，当父母自己可以感觉到心理状态是平衡的，才能心有余力地去观察婴儿的需要，提供符合这个需要的照顾。

每位女性在成为母亲之前，都是她自己，有其所爱，有其生活，也有其梦想。女性成为母亲之后，都在练习置放以往的自己。成为母亲的生活，有很多部分都与过去的自己大相径庭，于是在孩子出生之后，女性花了几乎所有心力照顾孩子，只花一小部分来观看自己接下来的人生，是要回到原先的职场，还是发现了自己在母职身份得到的满足？也可能是创造出一个崭新的融合了新旧自我的方式，例如有些妈妈会开始进行兼职或创业，让自己可以尽量兼顾工作与家庭。

我们也可以观察到人们对成为父亲与成为母亲的思考方式，是很不一样的。有了孩子之后，放下工作成为全职父母的比例，女性还是多于男性。男人成为爸爸后，绝大部分不会影响到原先的工作；然而女人成为妈妈后，就经常需要面临"如何平衡家庭与工作"的思考。

这样的差异是怎么来的呢？而女性是否应该为这样的差异买单？我们常听到，妻子成为先生在事业与家庭的后盾，但进一步来说，如果爸爸妈妈双方都有自己想要冲刺的事业，能够互为后盾才是一种平衡。当然，基于整个社会文化的集体概念，很难一时半刻就能够改变。但如果伴侣与家人都能拥有一个基本的信念：不论是爸爸还是妈妈，成就自己与对孩子的爱并不互相冲突，也许在时间与心力上会需要努力分配，但梦想不应该被母爱中断。相反，当女性的自我可以不被压抑时，那将使我们更有润泽孩子的心力：因为有自己，心里就不会感到匮乏。

☺解读宝宝的生理需求

　　宝宝的诞生，意味着宝宝从温暖的子宫移居到和我们一样的世界。这期间，我将其称为"移民的适应期"。从妈妈的身体到外在世界，宝宝需要自己呼吸、进食、用哭泣表达需要、使用感官、与人接触，所有的事物都和在妈妈的身体里不同。因此宝宝需要适应期，新手爸妈也需要。宝宝出生的第一年，也就是"妈妈元年"，这期间我们最大的任务就是去辨识宝宝的需求，然后用适合的方式满足宝宝。然而宝宝在出生的第一年，睡眠与饮食的状况对父母来说都很有挑战性。首先我们需要建立心理的基础：给宝宝适应的时间，也给我们自己适应的时间，慢慢来。

宝宝饮食

　　这个章节不是在教大家如何哺育、如何处理副食品，而是要告诉你针对宝宝的饮食状况，身为照顾者的我们可以建立什么样的心态。当我们在面对宝宝的奶量或进食状况时，联结到的就是宝宝的成长与健康。奶量上不来会不会长不大？副食品要怎么尝试才能让宝宝吃到够多的营养？台湾省《儿童卫教手册》（2018）针对宝宝奶量有如下的说明：

"若是哺喂母乳，初生婴儿的吃奶量没有一定数值，依据宝宝需求哺喂即可，但需观察其小便次数与体重增加是否足够。小便观察原则为出生第一天至少一包尿湿的尿布，第二天至少两包，依此类推，第六天以上每天至少有六至八片尿湿的尿布。体重方面，婴儿出生一周后，体重开始回升；出生两周之内恢复到出生体重；头三个月每月体重增加 500 克以上。

"奶瓶哺喂，奶量计算原则：每天总奶量大约是每千克体重 × （150 ± 30 毫升），总奶量 ÷ 每日哺喂次数 = 每次喂奶量。每个婴儿体质、状况不同，奶量需求也不相同，提醒观察宝宝体重、生长发育及精神活动力正常即可。"

也就是我们可以把握大原则，通过每天总奶量，或是每个月的体重上升情形，来了解宝宝的进食和生长状况。如同大人每天都会有食欲的变动，宝宝的今天也会和昨天不同。妈妈可能会因为宝宝的体型偏小，就对进食状况格外注重，而当宝宝喝奶或进食偏少时，就会焦虑。这时，我们可以把握几个原则：

1. 关于奶量与身高体重的疑问，可以咨询儿童保健门诊医师，如果哺喂母乳可以咨询母乳顾问。若宝宝在生理方面以及生长曲线都是正常的，那么就可以让自己放宽心。

2. 让进食的过程是愉悦的。不论是喝奶或吃副食品，进食的过程如果大人是放松的，宝宝也能享受在食物里。饮食是一辈子的事，宝宝长大后会用自己的方式建立起对于食物的爱好，身为父母的我们，可以不用急于现在。

3. 在副食品时期，宝宝会用手抓或弄得乱七八糟，这都是必经的过程。对宝宝来说，以往只喝奶，副食品像是另一个世界，形状颜色、气味口味都是全新的尝试，因此宝宝会去探索，这也是他对于世界上的事物展现好奇的一部分。即使害怕脏乱，妈妈也应让宝宝进食完再收拾，虽然会辛苦些，但宝宝会逐渐长大，混乱的程度会逐渐减少。

宝宝睡眠

希望宝宝一觉到天亮，说是所有新手妈妈的梦想应该不夸张。检索"如何让宝宝睡过夜"，你会看到各式各样的分享，这么多的信息背后，都意味着新手爸妈有多么疲惫、多么需要解方。

在我们谈如何让宝宝睡好觉前，先来了解宝宝的大脑与睡眠的关联。宝宝刚出生时，大脑里褪黑激素尚未开始分泌，因此没有白天与晚上的节律，直到大约出生后六周，褪黑激素开始产生。褪黑激素是由大脑中松果体所分泌的激素，在夜间升高、白天下降，是调节生理时钟的激素。宝宝出生的第一年，是新手爸妈睡眠最不足的时候。在此我们按照宝宝的睡眠发展，列出一些爸爸妈妈可以留意的项目，并且很重要的是，我们该怎么自我照顾。

宝宝睡眠建议

	宝宝睡眠特性	帮助入睡的技巧	大人们的自我照顾
0～3个月	●日夜分别不明显 ●有些宝宝会有惊吓反射	●包巾可减少惊吓的干扰 ●白天可增加日照，帮助宝宝建立日夜节律	疲累会影响情绪，尽量找时间补充睡眠
3～6个月	夜眠可逐渐拉长	●建立睡前仪式 ●白天的小睡，每一段不宜过长	提醒自己：每个宝宝都不同，还没睡过夜也不用心急
6～12个月	白天活动量变大，过于疲累或刺激量太多时，反而会不容易入睡	接近入睡时间时让活动逐渐转为静态，避免太过亢奋而干扰入眠	学会辨识宝宝开始想睡的讯号，而不要等到宝宝过度疲倦。哄睡会较为轻松

这部分的重点，我们一样会放在妈妈的需求以及亲子关系上。在陪伴宝宝入睡的过程中，其实也是在观察宝宝的反应：大人用什么样的方式陪伴，宝宝会比较好睡呢？例如在睡前仪式的建立过程中，我们可能尝试了绘本、音乐、光线的变化，或是入浴的时间点。在陪伴中，可仔细观察孩子的反应，这不只为了好眠，也是一个亲子深度联结的过程。

　　陪孩子长大的历程中，有许多的"急不得"。我们会因为自己的疲惫，希望好好睡上一觉；或是一直担心宝宝睡得不够长，生长会受到影响。上述这些原因，可能让妈妈急着想要找寻各种方式让孩子能睡得够长。所谓的急不得，其实就是让自己缓下来，有机会去感受到，原来我们的着急可能和自己对孩子的期待有关，例如"为什么我的宝宝和别人的不一样？""大家都说睡眠时期是生长激素分泌的时间，那我的宝宝会不会长不高？"其实，研究文献中也指出，几乎很难界定什么是婴儿的正常睡眠，因为它会受婴儿气质、照顾者回应婴儿需求的方式，以及文化习俗等因素影响。

　　2018 年的一篇文献更指出，6 个月大的婴儿，夜眠超过 6 小时不间断的占了 62.4%，超过 8 小时的仅占 43%，其中女宝宝和男宝宝相较，睡过夜的比例较高；而 12 个月大的孩子，夜眠超过 6 小时不间断的占了 72.1%，超过 8 小时的则占 56.6%。简单来说，1 岁大的孩子晚上能够睡超过 8 小时不间断的仅占了五成多一点。不知道这样的研究能否安慰到你呢？

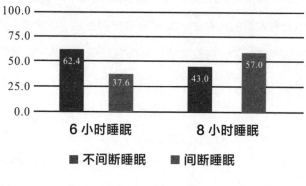

6 个月大宝宝睡眠

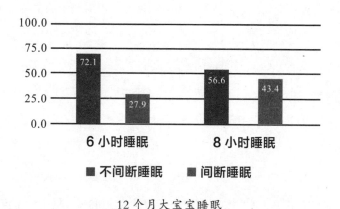

12 个月大宝宝睡眠

　　我们依然能寻找各种让孩子睡得更好的方式，但在尝试的过程中，我们可以这样对自己说："能够成功让孩子好睡就太好了，但效果有限也是很有可能的，因为孩子的睡眠就是顺着他自己成长的步调。"我们身为照顾者，能够做的就是尽量减少干扰睡眠的因素，当然还有，抓紧时间让自己好好休息。

宝宝高需求，怎么办？

高需求宝宝（high-needs baby）这个名词可以追溯到一位小儿科医师威廉·西尔斯（William Sears），他有八个孩子，在第四个宝宝出生后，他发现前三个孩子的带法，在这个宝宝身上似乎不管用。他把照顾孩子的经验写成《教养难带宝宝百科：养育0～5岁高需求孩子的必备知识》一书。并整理出高需求宝宝的十二项特质，特别提醒父母，下面这些描述都只是特质，而不是一种负面标签。

1. 反应强烈（intense）：宝宝的哭声大，饥饿与不舒服的反应都很明显。

2. 活动量高（hyperactive）：宝宝的肌肉强度强，看起来随时都想要活动，也不喜欢被束缚。

3. 父母筋疲力尽（draining）：伴随着宝宝的需求，父母显得疲惫不堪。

4. 需要经常哺喂（feeds frequently）：哺喂同时满足的是生理上的饥饿以及心理上的安抚，而高需求宝宝的特质是每次哺喂的时间短，但频率高。

5. 强烈要求（demanding）：高需求宝宝几乎很难延迟满足，会用强烈的方式表达难以等待他所需要的哺喂与安抚。

6. 经常醒来（awakens frequently）：高需求宝宝可能难以入睡或睡眠时间短，会让照顾者感到非常困惑与疲乏。

7. 不容易满足（unsatisfied）：宝宝需求总是快速又强烈，父母要能够满足宝宝的需求是不容易的。

8. 难以预测（unpredictable）：父母有时觉得自己能抓到宝宝的需求了，但过几天发现宝宝又变了。

9. 非常敏感（super-sensitive）：对于外在声响信息的反应敏感，如果白天的信息量多，晚上的入睡就会更有困难。

10. 黏在身上（can't put baby down）：妈妈会号称自己像是无尾熊带着无尾熊宝宝，宝宝只有在自己身上时才能够平静。

11. 难以自我安抚（Not a self-soother）：安抚物的效果似乎不明显，需要的是照顾者的抚慰。

12. 对分离敏感（separation sensitive）：宝宝要的只有妈妈，交给其他照顾者时的哭泣反应强烈，对于陌生人也较为慢熟。

高需求宝宝并不是一个临床诊断，而是让我们知道孩子的需要并不是"故意测试大人的底线"，是属于宝宝的特质，孩子还需要一段时间发展出自我安抚的能力。面对高需求宝宝，照顾者需要做的事情是一方面满足孩子的需要，另一方面通过一点一滴的停顿与放手，观察孩子的反应，是否又多一点能自己玩的时间了、是否能被安抚一些了。

面对高需求的孩子，妈妈的自我照顾以及爸爸妈妈之间的互相支持尤其重要。疲倦与挫折、焦虑与生气，都是会存在的情绪。然而我们看到孩子安稳的笑容、对我们无条件的爱（对，这世界上无条件的爱就是宝宝对于父母的），我们因此被疗愈，同时又有一些力量帮助我们成为可以肯定自己的妈妈。

☺你好不好？

在写这段内容时，我本来想直接把标题写为"产后忧郁"，但后来想想，我更想问的是："你好不好？"这背后包含了你所有的感受、生活，以及与伴侣的互动，而不仅是身心状态的失调。

我相信产后的时光，你经历了许多你没想过的神奇，还有困难。身为母亲，你想办法一一解决，发现了自己成为妈妈的能力与进步，也许很多难题还没解决，例如宝宝的作息时间与喝奶量，但你有可能没发现，你已经变成了一个注意力都在孩子身上的母亲了。

儿童精神分析大师唐纳德·温尼科特（Donald Winnicott）曾提到，当孩子刚出生时，妈妈会进入一个放下大部分自我的状态，来回应婴儿的需求，这个状态称作"原初母性专注"（primary maternal preoccupation）。我们花了几乎所有的时间与精力，去观察并且满足婴儿的需要。在心理层面，因为母亲的放下自我以及对于婴儿的回应，让婴儿得以通过这个过程保有他自己。然而在这个过程中，如果母亲无法把自己照顾好，自然也无法将注意力好好地放在婴儿的反应上，因此我们需要停下来，看看自己。这个停下来看自己，不是"功能性"的，仿佛我把我自己照顾好，我才能"发挥母亲的功能"。我们常听到，有快乐的妈妈，才有快乐的孩子，好像是我的快乐只是为了孩子的快乐。但不是的，因为把你自己照顾好，本来就不需要理由。

在临床上，有一些工具可帮助你检视自己的情绪状态。在月子中心时，你可能填过了"产后忧郁量表"，护理师会根据你所填答的状况进行关心。不过出了月子中心之后的感受会和在月子中心时很不一样，因为大多数时间你得单打独斗，疲累与挫折感都在你心中形成重量。因此你出了月子中心或是月嫂离开后，才是更需要留意自己情绪状态的时候。

产后情绪障碍

按照症状以及出现的时间，产后情绪障碍可以分为三大类，分别是产后情绪低落（postpartum blue）、分娩前后忧郁，也就是我们常听到的产后忧郁（postpartum depression），以及产后精神病（postpartum psychosis）。以下列出三种产后情绪障碍的分类，但由于每位患者发生的时间与症状表现都会不同，具体情况仍需要专科医师诊断。

产后情绪障碍的类型

类型	发生时间	病程时间	发生率	症状表现
产后情绪低落	产后的三到四天出现	通常几天内会消失	30% ~ 80%	通常属暂时性情绪低落，可通过陪伴自然缓解
产后忧郁	约在产后六周出现	数周到数个月不等	约为10%	情绪忧郁、失去兴趣、自我价值感低落、睡眠与食欲受到影响等，严重时会有自我伤害意念
产后精神病	约在产后两周出现	数周到数个月不等	1‰ ~ 2‰	情绪激动不稳定，忧郁焦虑反应，性格与行为异常，会有幻觉或是妄想等症状

参考资料：中国台湾省《孕妇卫教手册》（2018.3）

在第四章孕期忧郁的部分有提过，依据《精神疾病诊断与统计手册》第五版中，"产后忧郁"是忧郁症类别的其中一项，并且为"分娩前后的发病"。约有五成的产后忧郁是从孕期就开始，那么忧郁的症状在临床上到底包含哪些呢？

1. 大部分的时间都情绪低落。

2. 失去原有的兴趣与愉悦感。

3. 体重明显增加或减轻：一个月内体重变化超过 5%。

4. 睡眠状态改变：包含睡太多或难以入眠。

5. 精神或动作激动或迟缓：不只是自己感觉到，他人也观察
   得到。

6. 几乎每天都无精打采。

7. 几乎每天都有自我无价值感，或是过度或不恰当的罪恶感。

8. 几乎每天都感觉到思考和专注度减低，不论是主观感觉或
   他人观察。

9. 反复出现自杀意念，或是有具体的自杀计划或自杀行动。

当以上至少包含五项，且第一项与第二项至少包含一项，时间长达两周，就很有可能是忧郁症的表现。目前有一个更广泛的名词：周产期情绪和焦虑失调症（perinatal mood and anxiety disorder），指的是在怀孕二十周后到产后一年之间，出现的情绪困扰，忧郁、焦虑不安、强迫症状等都包含在内。

这样的整理，目的在于让大家更广泛地去关注周产期女性的情绪状态，不只是忧郁，而是各种情绪上的困扰都应该被关心。

面对产后情绪障碍，有几个部分我们可以共同去思考与因应：

有部分人会觉得产后忧郁仅仅是因为产后荷尔蒙不平衡，等到生理逐渐稳定了就好了。因此面对产后妈妈的哭泣与不安，容易用轻视的方式面对："没事啦，过一阵子就好了。""你只是因为

新手的关系，上手后就好了。"而产后情绪低落的女性可能因此也无法确认自己的感觉。

心理学上看待一个人会有的情绪与行为反应，会用"生理—心理—社会"三个构面来看。

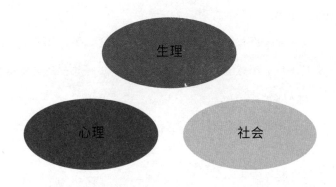

怀孕过程中，体内雌激素比未怀孕时增高许多，在生产过后则大幅下降，这会扰乱情绪的稳定性。而在产后有太多不熟悉的事物需要去面对，包含孩子的作息时间、性格、饮食等，过程中也需要耗费大量的体力与心力，才能应对新生儿密集的饮食需求与睡眠的混乱，加上生产过程所遗留下来的身体困扰也还在，例如剖宫产的伤口疼痛，新手妈妈的疲惫感在宝宝出生后几个月都很难修复。如果加上又是哺喂母乳的话，又会有更多的事需要忙碌。这些都是生产过后在生理上与体能上的新考验。

而在心理层面，由于每位新手妈妈的性格特质、成长经历不同，因此每个人的内在核心信念也不同，包括想要给宝宝很多的安全感，或是更重视自己的生活质量等。照顾宝宝的态度不同，随之而来心情也会因此不同。再者，你的伴侣和你的育儿方式，以及你对他的预期等，都会有差异，再加上每位宝宝的气质都不同，每位新手妈妈的心理状态就会因为这些因素的相互影响，而连动有所影响。

在社会层面，指的是大环境以及周遭人、事物的影响，包含正面的与负面的。当正面的支持效果多，对于个体的情绪就会是一种保护，而负面的影响就可能形成情绪上的干扰。以新手妈妈来说，大环境的影响包含整个社会氛围对于妇婴的友善程度，以及托育与补助上的协助。而周遭人、事物的影响包含与伴侣的家务分工、彼此的情绪支持、工作场所对于母性的态度、其他家人的协助等。

心理咨询诊间

琳在产后五个月，情绪感到相当低落，当孩子奶喝太少或哭闹安抚不下来时，琳也会跟着一起哭。有一个晚上，好不容易把哭闹2小时的宝宝安抚睡着后，她很沮丧地上了"脸书"妈妈社团写了一些感触，其他网友用过来人的经验提醒她可能是产后忧郁，于是她来寻求咨询与帮助。

"你好，遇到什么情况让你想过来谈谈呢？"

"其实我早就觉得我是产后忧郁，但我不想面对。"

"嗯，我们先不讨论你到底是不是产后忧郁，但对你来说承认自己的难关，好像有一些更不舒服的后果。"

"对，如果我真的是产后忧郁了，那我就会觉得我根本不适合当一个母亲。"

"虽然我一时还没有从你那边得到够多的信息，但你串联了情绪状态和是不是好母亲这件事，让我感觉到：当妈妈这件事，你累积了很多内心的故事，包含一直在询问自己称不称职。"

琳落下了眼泪："我怎么一下就哭了……我其实好怕我妈妈知道我状况不好，她当时一直叫我不要嫁给我先生，说他还像个小孩，我会吃苦，可是我不相信硬要嫁……"

"哭很重要。很多妈妈来到咨询室都会不由自主地哭了，我猜大家平常都太累了，心累却要忍住，或是心累又不见得有人可以懂，因此碰到自己的心事就会很想哭。我们来花一些时间帮你看看目前育儿生活中，有没有哪些部分真的是太硬撑了，然后我们一起想办法来看看怎么调整。行有余力后，我们再来看看你和先生，以及你和妈妈的关系。"

在琳的例子中，我们可以看到"自己—伴侣—原生家庭"三者的关系，一些心里的关卡，影响了她对于自身状况的面对与表达。因此面对产后情绪障碍，我们要看的是女性的整体生命体验，而不仅仅认为是荷尔蒙的影响。

| 需要专业协助

"忧郁"和"心情不好"是不一样的。前述有关忧郁的九大特征，和一般心情不好的最大差别在于：心情不好，我们可以感受到随着时间过去或从事有兴趣的事，情绪会逐渐恢复，也不至于会影响到睡眠、体重以及认知状态。然而一旦忧郁了，就是情绪生病了，是大脑的变化，除了自己与家人的努力与陪伴外，专业的协助也是必不可少的。专业的协助包含了精神科／身心科医师的诊断与药物处方，以及心理师的心理咨询。

以孕期和产后忧郁来说，孕妇或哺乳妈妈对于用药的顾虑可能会比较多。的确，孕期与哺乳的用药需要审慎评估，但并非完全不行，因此交给专科医师评估与说明是最重要的。有许多患有忧郁症状的人因为听说用药不好，或担心副作用的影响，自己先断然拒绝药物的协助，这样就少了一个可以帮助自己缓解症状的机会。

而心理咨询可以提供什么样的协助呢？每个人对于心理咨询的概念认知都不一样，有些产后情绪障碍的女性在过去就有忧郁或其他相关病史，或是过去有接受过咨询经验者，对于心理咨询会有相对较多的了解。心理咨询与心理治疗，是由专业的治疗师来执行，包含临床心理师、咨询心理师与身心科医师，通过心理学或精神动力的学理架构，来聆听与理解个案的内在困扰，厘清因果关系与各种影响因素，找出症结点，共同思考如何处理压抑的感受，或是修正困扰行为。因此有产后情绪困扰的女性，得以通过心理咨询的过程，抒发感受，厘清思绪，正确认识现在的自我，以及共同思考目前生活中的问题有哪些可行的解方。

● **心理师我有疑问** ～～～～～～～～～～～～～～～～～～～～～

面对生活中的无解问题怎么办？

很多当了妈妈的女性会问我："心理师，家里一堆事情都无解，那咨询可以给我什么帮助呢？"的确，成年之后或婚后生活，我们会遇到越来越多看似无解的习题，包含婆媳问题、职场文化等。心理咨询或心理治疗在处理所谓"无解习题"时，我会带着个案一起思考："什么是解？"我们的解可以是解题、解忧，甚至也可以是对于解答有一个新的定义。

以和原生家庭的关系为例，对很困扰的人来说是无解的，而在心理咨询或心理治疗时，我们会协助个案厘清自己的感受，或是区分责任上的界线以减少情绪负荷，也可以协助个案在生活中重新找到自己的力量后，得以回头以新的自己来看待原生家庭。

这些过程都不是单一解方，却是解忧与解套的过程。

～～～～～～～～～～～～～～～～～～～～～～～～～～～～

| 需要同理支持

忧郁症患者往往容易被污名化，例如是因为不够努力、想太多、过太爽才会这样。这样的污名化让一些人对于忧郁症抱持错误印象，也可能因此影响到他们对于周遭患有忧郁症亲友的态度。例如"你就是想太多了才会这样！""早就叫你不要生了啊！"温和一点的建议可能变成"你就是自我要求太高了！"这些话进入忧郁症患者的心里，可能都会是一种"非平行的建议"，也就是一种站在高处评断的感觉。

周遭亲友在表达关心的时候，想必都是出自希望个案早日康复的初心，然而如果所表达出来的话语，并没有办法实现初心时，可以把我们的善意化为真正帮助忧郁症患者的力量。产后新手妈妈的心情，通常是疲惫、不安和挫折的，而产后忧郁的女性，负面情绪的强度又更明显。所以，周遭亲友进行关心的方式，可以参考以下 OLED 的要诀。

√观察（observation）

前面有提及忧郁的症状表现，周围亲友如果对于产后情绪困扰的症状有更多了解，就可以提早发现新手妈妈的情绪需要，例如情绪起伏变大、易哭、易怒、食欲与睡眠改变等。有时患者不一定能觉察自己患有忧郁症，伴侣与周遭亲友的观察会是一个很重要的帮助。

√聆听（listen）

聆听，到底要听些什么呢？并非是要像心理专业人员一样听出内在的意涵。周遭亲友的聆听，可采取一种不带批判的状态，也就是听到说话者所表达的内容后，不加否认也不刻意压制对方。

例如当新手妈妈说："我觉得我好失败，连喂奶都做不好。"我们的聆听，就是听到对方的挫折感，然后予以回应自己所听到的意思："我知道你很想把宝宝照顾好，但是你觉得一直都做不到你想要的样子。"而非"否认对方感受的安慰"："你不要乱想，你做得很好了。"这是一种鼓励，但也是一种对于对方感受的否认。

倘若我们想给予安慰时，可以用这样的方式："我知道你很想把宝宝照顾好，但是你觉得一直都做不到你想要的样子。不过从我的角度来看，我看到很多你做得很棒的地方。"

这就是一种承认对方的感受，也给予自己想表达的肯定。这样的说法会让情绪困扰的新手妈妈感觉到被理解，也同时感觉到被支持。

√同理（empathy）

人们常常都会说要有同理心，但究竟什么是同理心呢？"穿

148

着对方的鞋子，走一英里的路"（Walk a Mile in Her Shoes），是常用来说明同理心的谚语。因此同理心很重要的要素是：站在对方的视角去感受，以这个人的思考方式出发，他会有什么感觉。其中很重要的是，不能以我们自己的思考方式所产生的感觉对待他人。

要怎么表达才会是富有同理心的回应呢？这其实不容易。我们都有听他人诉说心事的时候，有时会因为感受到对方的痛苦，也造成自己心情上的沉重，我们就会想要缓和当下的感受——包含自己的与对方的，而表达出一些想要让彼此都舒服一点的话，例如"没事啦！""你太负面了，要阳光一点！"这不见得是我们没有感受到对方的感觉，而是一种想要让这场对话不要太有负荷的做法。因此想要表达出同理心，首先需要聆听者能够承担对方的负面感受，有容纳才更能以对方的角度去感受。

√行动（doing）

一些具体的行动能帮助产后情绪困扰的女性，例如可以接手照看一下孩子，让新手妈妈有机会喘息。然而每位妈妈的需要都不同，我们可以成为带有尊重的行动者，当新手妈妈有需要时，我们再予以协助，而非以自己认为的需要加诸对方身上。可以是陪伴聊天，也可以是帮忙张罗家务，或是陪宝宝玩，这些都能让被产后情绪困扰的妈妈有机会喘息一下。

我是新手妈妈，我不放心把宝宝交给任何人照顾，

但我好累，该怎么办？

　　这真的是许多新手妈妈的内在挣扎，不是只有你一个人会这么想。从心理状态来说，怀孕时期我们和宝宝是合而为一的，那时从身体联结到心里。而生产之后，母婴之间身体分离了，但心理联结不会和生产一样，说分开就分开，而是一个逐渐分离的过程。因此我们会在宝宝还小时，对于要把宝宝交给别人照顾会有很多担心，想着宝宝找不到妈妈会不会很难过，会不会不习惯，担心不同人喂奶，宝宝可能会不想喝等等。

　　这时我们可以静下心来，感受一下自己内在的需要，因为我们对于宝宝的担心，都是我们想象中宝宝的感受，而没有回到我们自己的状态去考量。如果我们真的好久没有好好睡个觉了，那这时，我们可以稍稍放下孩子，先让自己补充睡眠，再成为一个有活力的照顾者。如果我们各种烦闷的心情快满出来了，那么我们可以稍稍放下孩子，用休息和兴趣将自己的负面心情清空，再成为一个可以和孩子一起微笑的母亲。

　　你可能会问，如果真的很难接受家人的照顾方式，自己要怎么才能有喘息的时间呢？要依赖沟通，如果同住的是婆婆，也许长辈和你们习惯的照顾方式不同，这时会需要伴侣陪同传达你们

的想法。如果家人的沟通让你们觉得费尽心力也很难达成共识，也许一些临托的协助或钟点托育人员会更适合你们。

~~~~~~

创伤性分娩

有一句俗谚"生赢鸡酒香，生输四块板"，表达了早些年妇女生产的危险性。到了现代医疗进步后，生产过程的并发症或危险因素都可以被预防或处置，让生产的安全性大幅提高，也让孕产妇能更安心。然而，在生产历程中仍会有一些无法预料到的危险，或是在医疗处置过程中女性得面对无法言喻的恐惧与无助，但又因为必须要完成生产，因此有些强烈感受没有被关照到，包含产程过长、生产过程中因为遭遇困难需要使用产钳和真空吸引等助产器、产后大出血、婴儿出生后有紧急状况与疾病，以上种种都可能使女性在生产过程中产生阴影。

经历过创伤性分娩的女性，可能会有以下表现：重复在脑中经历或梦到当时害怕的场景、对于性行为有阴影甚至抗拒、对于再度生产感到排斥，或是因为生产过程的痛苦而觉得自己对孩子的爱有限。而部分经历过生产创伤的女性可能会有产后忧郁的症状，很多女性在进行产后忧郁的治疗时，却没留意到对生产创伤本身的治疗。有生产创伤的女性甚至无法认同在生产过程中所遭遇的感受，她们可能会觉得"其他妈妈都没怎么样，怎么我那么脆弱"，或是"这是当妈妈必经的过程，我需要自己消化"。

面对生产过程的创伤，我们可以做一些产前预防与产后治疗。在生产前，对于生产过程要有足够的了解，这会有助于我们建立正确认知来面对生产过程；而产后医护人员在进行医疗处置时若能给予告知并且留意产妇的反应，也是一个很重要的预防关键。倘若已经进入产后面对创伤的阶段，产后女性和家属都需要了解这时期是个需要正视与接纳的时候，并且寻求适当的协助。例如当生产过程的痛苦导致产后女性出现阴道痉挛的状况，心理师可以通过认知行为治疗或催眠治疗，协助处理因创伤所引发的肌肉非自主紧绷。

永远要好好照顾自己

孩子出生后的许多时刻，当妈妈的我们常会感觉到有许多"突破"，例如"我居然可以把脸凑过去闻孩子的屁股，看他有没有大便""原来我可以这么多个晚上不睡觉"。这些"突破"，会让我们感觉是"牺牲"。而在成为母亲的路上，牺牲的感觉越少，我们就越能感觉到一个平衡的状态，因此，我们需要自我照顾。我们常听到一些口号：要爱自己、要犒赏自己、要练习多为自己想一点……其实许多人对于"爱自己"的概念是很模糊的，有可能是因为太习惯付出，甚至可能觉得爱自己是否就等同于自私，因此从小到大都没机会建立好好爱自己的概念。这里我想谈谈爱自己的实践，包含心态与行动两个部分。

● **小练习**

提到爱自己，你会想到什么？请写下你的定义，以及你平常爱自己的行动。

_____

_____

_____

_____

爱自己，不是因为自己不好，所以需要包容自己，也不仅仅是因为自己很好，所以要肯定自己，而是我们能感受到自己有喜怒哀乐，有爱有投入，因为这样能感觉到自己真实的存在，而想要照顾着自己所有的感受，照顾着自己这个存在，包含外在形体与内在心灵。

从出生的那一刻起，当你可以感受到不是因为自己做了什么才被看重，而是因为你就是你而被关照着时，这份被爱的感觉，可以内化成爱自己的基础。这也回答了为什么有许多人总是觉得爱自己很困难，因为在成长的路上，我们往往感受到带有条件的爱，仿佛自己必须成为什么，或是成就什么，才能被关注与肯定，也因此让我们忽视了**存在本身就具有价值**。

如果你是从小到大对于爱自己感到困惑的人，而你也发现各种早期经历对于自我关怀有影响，我们可以在心态上让自己了解：**爱自己不仅仅是为了担任好母职，而是你理应如此。** 如果你过去还没学会爱自己，会在成为母亲后重新感受到自我关怀的重要性。

关于自我关怀（self-compassion），我们可以从美国德州奥斯汀大学教育心理学副教授克里斯汀·内夫（Kristin Neff）的著作中有更深入的了解。自我关怀并非自我同情，而是包含着几种概念：

1. 和自己的情绪同在，不压抑也不批判。
2. 知道坎坷并非命运不公，且知道这世间上所有人都有其独有的苦与乐。
3. 深切地关怀自己的需要，对自己仁慈，如同当你在照顾其他亲近的朋友一样。

爱自己可能只是你不熟悉，但并非你不愿意。想要快乐育儿，首先你要理解自己。身为母亲，当我们缺乏让自己平静愉悦的方法时，人性很容易把我们带到怨怼不平或后悔的感受中，例如"我为什么要生孩子来折磨自己？"这些感受很真实，特别是在照顾宝宝感到疲倦时很容易出现。我们不要特别压抑这些感受，更不要让这些感受堆积到自己无法负荷。

身为父母，当负向情绪超量时，就很难有足够的心理空间去包容孩子的需求与情绪。有些妈妈会和我分享一个疑问："成为母亲之后，爱自己会不会是一种自私？"例如我去做我自己喜欢的事，但宝宝很需要我怎么办？这里可以做一个分辨，宝宝和妈妈分离，会难过、会哭是正常的，但这不等同于会让孩子成为一个缺乏安全感的人。当分离之后又再重聚，宝宝分离的情绪能够得到适当的安抚，就不会让分离成为宝宝难以承受的事。许多妈妈非常重视孩子的感觉，这是很好的。正确地认识孩子的情绪发展过程，有助于让自己减少不必要的承担。

前面我们讲了建立爱自己的心态，接着来思考爱自己的行动。有了正确的心态，我们所有的行动才会顺着心态出发，并且享受在其中。在照顾孩子的过程中，有时请帮手协助，让自己暂离一下孩子，回到自己的时间与爱好上，充分和自己与自己所爱的人、事物相处，你会发现当你回到家和孩子重聚时，不仅是想念，还获得了能量，这样的能量会让你和孩子共度的时光更加紧密且美好。孩子除了可以从亲子关系中得到满足外，也可以从我们身上学到如何让自己快乐的方式。

☺当大家都在教我怎么育儿

如果要排名新手妈妈的困扰，这一项大概会名列前茅。许多新手妈妈常会感觉到家里的长辈亲戚、托育人员（保姆）以及邻居路人，都有可能顺手要来"指导"自己育儿方式。例如小孩应该要穿几件衣服、喝奶的量与频率、哭了是不是要立刻抱，甚至还有要不要生第二胎等等。

每个人的育儿经验都不同，想把好的方法分享出去，是人之常情。然而在分享的过程中，一不小心就会让听者产生一种"你好像觉得我的方法是不好的，你的才是对的"的感受，再加上时代的不同，孩子的心性、气质也都不一样，自己所谓好的方式，不一定适用于他人。

成为母亲，我们有内在想要照顾宝宝的动力，但我们不见得已经学会适合照顾这个孩子的方式，更进一步说，也没有所谓"最适合"的照顾方式。每个孩子的气质都不同，而气质也会随着主要照顾者的养育方式而逐渐有变化，照顾者需要随着孩子的成长，进行教养的调整。

我们身边有许许多多的教养信息，我会鼓励所有父母，把教养信息作为参考资源而非单一指引，包含长辈的、邻居的，甚至是教养专家的。不是要大家都永远保持着存疑的态度，而是成为父母之后我们可以广纳知识，配合自己对宝宝的观察，相互搭配，从众多信息中找出一个适合宝宝与整个家庭的方式。当我们可以先把心态调整到此，就会比较有余裕面对各种他人的建议，知道世上没有绝对的对错，建议只是参考，特别是当对方很想要"推荐"自己的方法时，我们也可以知道不一定需要采纳对方意见。

然而，有时指导的声音是来自同住家人长辈，就不是那么容易应对了。每个核心家庭面对同住家人或隔代教养的态度都不一样，有很多个别化的因素要被考量，包含伴侣在原生家庭的幼年经历，这些经历怎样影响到他长大的过程，以及和你的亲密关系。婆媳关系会影响婚后与产后的适应，广义来说就是伴侣的原生家庭，如何影响到你们小家庭中的教养概念以及伴侣关系。与同住家人的教养不同步，暂时没有解决的通则，只能通过时间慢慢互相理解，以及找到适合的沟通语言，这些是很重要的，让沟通管道保持顺畅、减少家人间的猜测，才会是减少分歧的方式。

☺ 我和我的父母

产后六个月的琳，这是她的第二次咨询。她看起来比上次见面时情绪稳定了一些。

"上次说到，你担心如果是产后忧郁，你就不是称职的母亲了，也担心自己做了结婚的选择是不对的。"我对她说。

"上次不知怎么了，一见到你就大哭，没办法好好把想法说出来。后来想想，我觉得我和我妈妈的关系，也许才是影响我情绪最深的原因。"

"我感觉到你一直在思考自己呢，这对我们谈话的进行很有帮助。我可以知道更多你和妈妈的关系吗？"

"从小，妈妈对我的要求就非常高，认为长女如母，

158

要能够照顾弟妹，也要做他们的榜样。小时候啊……真的很累，但那时不觉得，只觉得表现得好的话，妈妈就会高兴，我也会觉得对自己满意。"

"那长大后的你，回头想你的小时候，有什么感觉呢？"

"我不确定要怎么说，但我真的一路都在努力做好自己的角色，好学生、好女儿、好姐姐，直到我上班之后，拼命想达到老板的要求，却发现即使达到了老板要求，老板也不会重用你，才恍然大悟我一直在拿别人的要求当作肯定自己的方法。"

"这个领悟好悲伤也很茫然。那么，当了妈妈之后呢？"

"我很期待当妈妈，我想要我的孩子很快乐，不要让他像我一样按照别人的意思生活。可是慢慢地我发现我压力好大，很怕我什么地方没注意到，孩子会没有安全感，或是没办法顺利发展，所以我每个地方都很小心。但是，我先生总是不能和我同步，他好像还在过单身的生活，这一点我完全不敢让我妈知道，我不想让她觉得我没做好选择对象结婚。"

"所以，可以感觉到你承受了好几层的压力，包含很多时候得独自育儿的累、和伴侣磨合的负担。这些心事除了不能轻易展现外，还有一个很重要的部分就是：

> 你拼命地当一个好妈妈，除了这样你才能够接受自己以
> 外潜在的部分——你习以为常让其他人肯定你的方法，
> 而这最初的开始，源自你的母亲。"

成为母亲之后，你会在某些时候浮现儿时经历，也许你在怀孕过程中就告诉自己，不要让孩子承受和你一样的早年经历，也许你是在看着宝宝的片刻，突然想起幼年和父母相处的经验。可能是想起了幼年的感受，也可能是更明白了父母的用意，或是在成为母亲后，觉得有了无法以自己的妈妈为参考的失落。这些感受都让我们在成为母亲的路上，看到很多自己和父母相处的影子，看到小时候的自己。

也许在一开始从和宝宝关系映照到自己和父母的关系时，你会有很多不安，或是各种没有预期的感受涌出。倘若你对童年与照顾者的关系有许多负面经验，此时的情绪也许会让你不太好受。你时而是自己，时而是母亲；时而是在过去，时而是在现在。这些情绪会是一个开始，让你接近了内在的自我，你无须一定怎么做，也没有人可以决定你该怎么处理这些情绪。

你要做的就是，当和过去经验相关的情绪涌出时，先安稳心情上的动荡，可以停在情绪里与感受共处，有困难的话也没有关系，也许你的困难来自停在情绪中就无法照顾好宝宝，也许是过去记忆太强烈而让自己难以承受。可以不用在这个时候急着给自己解方或解答，在成为母亲的路上，你将会在宝宝长大的每一个

过程中，体会到各种不一样的感受。也许是宝宝对你笑的时候，你感受到自己是个能享受当妈妈的人；也许是宝宝不舒服的时候，你体会到那种宁愿是自己生病的感觉；也许是你自己感觉到疲惫的时候，你懂了自己好想要被照顾的心情。每一种情境下的感受，都让你再多懂自己一些，知道这些心情和哪些过去经历有关，就能练习做区分。

和琳谈了几个月后，她跟我说她近来的一些发现。她的宝宝到了 10 个月大，仍然不太有站的意愿，带去亲子馆玩，偶尔看到身形大小与自己孩子相仿、但已经会站或几乎会走的孩子，心里就开始着急，担心孩子是不是哪里有状况，或是自己在照顾上没有好好帮助孩子的发展。

有一天，她忍不住对着宝宝碎碎念："不要偷懒，快练习站啊！"讲完，琳就被这句话吓到了。她说，她变得像她妈妈一样了——想要孩子好，却把这样的焦虑放在对孩子的言语上。虽然孩子可能还听不懂，但琳想了很多，突然懂了她对自己的自我要求，一不小心是会放在孩子身上的，如果没有好好意识到的话，就会变成对孩子的情绪了。

同时，她也忍不住想到自己的母亲："我的妈妈到底是怎么了，为什么她总是需要把期待放在我身上呢？"我对琳说："当你开始思考了，那会比别人告诉你妈妈是怎样的人，来得更深入，因为这是由你的感受出发的。"琳对于自己的探索还没完，但这是她成为母亲的路上，练习区分"我的父母—我—我的孩子"的开始，这包含两个重要的思考：

1. 父母给我的影响是什么？什么是我想留下的，什么是我想改变或舍弃的？
2. 在这些影响中，什么是经由我带给孩子的？

在孩子还小的时候，我们自己的价值观与期待，还不太会放在孩子身上，等到孩子逐渐长大，明显有了自己的爱好与喜怒哀乐时，去区分自己与孩子彼此是独立的个体，就会越来越重要。

☺离乳的感受

离乳，也就是所谓的断奶，有几种定义。较为困难的就是戒母乳，特别是亲喂妈妈；而断奶也有另外一种含义，就是让宝宝在四到六个月大开始，逐渐从以奶类为主的饮食，通过增加副食品的方式，变成以奶类为辅的饮食。而让妈妈有感的是戒母乳，因此这会是我们接下来关于离乳讨论的内容。

哺喂母乳的妈妈，想尝试离乳的时间会有自己的考量，可能是因为工作、因为生理因素、因为再度怀孕等等。首先我们要做的，就是明白每个妈妈都不一样，每个人想离乳的时间点都不一样，不需要有比较或是对错的判断。难以做抉择时，妇产科医师、小儿科医师、母乳顾问与心理师，都会是你的伙伴。

有关离乳的方式建议采取渐进式，一方面让乳房可以不要因为涨奶而产生不适，另一方面也让宝宝有逐渐调适的时间。在离乳之后，一些妈妈会感受到情绪低落，称为离乳后忧郁（postweaning depression)。离乳后的情绪教育，其实并没有被明显推广，所以部分离乳妈妈对于自己的情绪低落会感到不解。

离乳后忧郁与生理因素、心理因素有关。在生理因素方面，离乳后的情绪波动可能跟催产素与泌乳激素的下降有关。而在心理层面，离乳对于孩子来说是一个长大的过程，表示慢慢脱离了完全依赖母亲的状态。而母亲在伴随宝宝长大的过程中，心里的感觉是复杂的，一方面希望孩子长大，另一方面又舍不得离开母婴之间亲密的感觉，因此在离乳之后会有一些失落，这都是正常的心理反应。慢慢地，我们会看到孩子不同方面的可爱，以及身为母亲的我们用其他方式和孩子相爱，失落的感觉就会逐渐被平复。

在陪伴孩子的路上，我们一边承担着自己的失落、疑惑与不安，一边看到孩子的成长，于是我们明白了这就是成为母亲路上心里的风景。

心理师给你的小纸条

- 你在成为妈妈之前，都是你自己；成为妈妈之后，有一部分更新了、增能了。但你自己没有完全改变，也不应该完全改变。
- 面对产后情绪障碍，应该重视的是产后妈妈的整体生命经验，而不仅仅认为是生理因素所致。
- 不论你是全职妈妈或职业妈妈，你对孩子的爱都是独一无二的。

● 和宝宝的一开始相处很难，怎么可能不难呢？他是一个全新的生命，曾经与自己紧紧相连，却又如此不同。给宝宝一些时间认识这个世界，也给自己一些时间认识宝宝，还有你改变后的自己。你、伴侣与宝宝，串联起来变成家庭的形状。你们各是顶点，也各是相连起来的力量。

● 请翻到《妈妈心语手册》，和自己聊聊天。

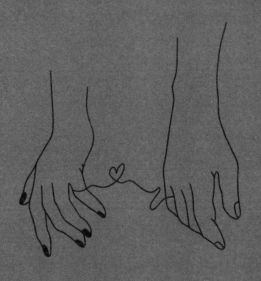

第 7 章

是伴侣也是队友
有了孩子的我们该怎么相处?

Yes, I do.
——结婚誓词

☺为什么婚后的他变了？

"那些婚前的承诺仿佛还在眼前，但真正在我眼前的，是我们刚争执完的冷漠空气。""婚前他口口声声说不会让我被他爸妈影响，结果婚后我才知道他爸妈的价值观早就内化在他骨子里。"结婚的意义到底是什么？相信很多人都很难说得清楚，或是会说"如果早知如此就不要结婚了"。其实，当我们对结婚的意义有疑问时，也就代表婚姻中的一些负面情绪我们已消化不了，对于对方或彼此，是有很多困惑、怨怼甚至是愤怒的。

人性中，对"不变"是有渴望的，不变的背后代表安定、习惯、如常；不变，让我们可以感受到控制感——我们可以预测其他人、事物的轨迹，然后知道要以什么样的态度去面对，或是采取什么样的行动来应对。

然而生活的本质蕴含着变动，重要的是我们不能压制住这世界上所有人和事物的变动，因为就连我们自己的"现在"也都和

169

"过去"不同，变动是个必然的现象。因此，重要的是我们对于变动的定义与心态，包含对于世界、对于自己，以及对于亲密关系中的变化。

我们的生活涵盖了工作、家庭以及朋友，和每一个生活环节的互动、讯息的交换，都有可能微调着我们的思绪。例如工作场所的文化，久而久之会影响到我们的行事风格以及对人的看法。婚姻中的彼此，其实在想法上都会随着时间而有所变化。我们要知道彼此都会变，也要在变的过程中知道彼此的改变是什么。当然，这需要的就是相处与对话，我们可以通过相处来了解现在的彼此，而不是一直拿过去的对方来和现在做对照。

很多时候同住一个屋檐下的人，反而是最陌生的。因为我们很有可能把大部分时间放在工作场所，或是与孩子的相处上，夫妻彼此谈话的时间则被放在最后，甚至被认为是不重要的，这几乎就是造成互相不理解的开始。我们仿佛都在守护着这个家，但也好像没真正照顾这个家的根本，因为家的开始，是伴侣之间的联结。

我在伴侣咨询的过程中，初期需要了解伴侣彼此熟悉的程度，我会请双方各自在纸上写下"对方昨天一天经历的事件与心情"，然后彼此对照。这样的练习通常可以让双方明白彼此之间的距离，或是双方的理解程度有没有对等，之后才能着手去思考与解决在关系中需要调整的部分。

这样的练习有时会给前来咨询的伴侣不小的震撼："原来我真

的不知道他一整天过得如何欸！"所有的巨大都是从微小累积而成的。如同《原子习惯》一书所提到的，我们每天的所作所为，累积起来会有复利效应。当伴侣之间每天都能有一些时间可以对话，就能衔接上彼此生活中的变动以及感触；反之，当伴侣每天都习惯冷漠以对时，累积起来的隔阂就非一日之寒了。

这个练习也会放在《妈妈心语手册》里，你可以先自己完成，可以的话，和你的伴侣一起讨论。

☺关系的背后是两个人的独特性

　　关系的开始，是你们两个人的相互吸引。然而我们不可能只看到对方吸引自己的优点，而不顾这个人其他的特质，唯有尽量真正地认识对方在每个时期的全貌，并且认识自己，我们才能更清楚自己在伴侣关系中被哪些因素吸引，也才知道是哪些因素让彼此的距离变远。

　　💬　**心理咨询诊间**

　　　郁丽和男友在学校相遇，交往多年后结婚，目前迈入婚姻第五年，有一个4岁的女儿。先生在女儿出生前，期待郁丽暂停工作专心育儿。郁丽在孩子出生后也希望能好好陪伴女儿，因此暂时辞掉工作成为全职妈妈。

　　　随着日积月累，两人逐渐因为家务分工及小孩教养上有不同意见，口角的频率越来越高。郁丽觉得好好陪女儿一整天已经够累，希望先生下班后能接手照顾孩子，好让自己喘口气。但先生下班后一进门，不是会抱怨家里这么乱怎么不整理，就是会觉得自己已经很累了，无法接手照顾女儿。这样的争执累积起来，让郁丽在婚姻里感到不快乐。

郁丽："心理师，我常有一种感觉，就是他觉得他赚钱最多，但是我也是可以有一份很不错的工作啊，当时他希望我离职照顾女儿，当然我也觉得这样比较好，但他有想过我的感受吗？我不是不能理解工作很辛苦，但实际上我觉得带一整天孩子真的不比上班轻松。每次讲起这个就要吵架，说我不能体谅他，然后我就更气，那你有体谅我吗？"

"对啊，这真的是很难的一件事，妈妈对于家庭的付出，不是求回报，但是希望被理解，并且希望是一起努力，互相支援。"我说。

郁丽叹了一口气说："是不是妈妈的心情，只有当妈妈的才能懂啊？"

"好像很多妈妈都有这种感觉。不过，郁丽你有没有发现讲到体谅，常常都是双方在讲一个状况：'我觉得我有体谅到你，但你不觉得，然后你没有体谅到我。'"

"对啊，为什么啊？"

"因为人在需要被体谅时，会是在一个自己的需要没被满足的感受之下，而在这样的情绪之下，也没有办法腾出心力看到对方要的。而且啊，人性很容易进入一个'我是对的'的观点，在不平的情绪之下，我们很难觉得'也许两个人都没错'，就容易变成在争对错，希望对方放弃自己的观点，然后认同我是对的。"

"所以我们两个都在争'我比较累'这件事。"

"是啊。如果彼此都认同对方的付出是辛苦的，没有谁比较累的话，两个人就有机会一起思考：双方都是很累的状况之下，该怎么照顾孩子与家务，然后就比较能想出方法来解决这个困境。"

这样的情景，对很多有子女的家庭来说是很熟悉的。男主外女主内的样貌，联结到传统家庭似乎没有违和感，然而在性别角色不再那么壁垒分明的现代，主外主内可不需要用性别来做区分，但伴侣双方的观念是否都在相同的步伐上？很可能是没有的。而观念和步伐的不同，就会在各个选择之下产生分歧。例如在家务分配上，就很有可能是归在全职持家的一方。

伴侣双方对于自组家庭的期待，会和自己在早期经历中所产生出的对于家的需求有关。我们以郁丽的例子来看，倘若郁丽的先生在他的原生家庭中，认同了父亲在外工作、母亲照顾子女的家庭样貌，这会成为他心中对于家庭的样板，并将这样的期待放在郁丽身上，因为他觉得这样是好的、是对的，人们对于自己所认同的价值观是不一定经过太多思辨的。而倘若郁丽在她自己的原生家庭经历里，看到母亲因为传统相夫教子观念，使人生的选择受到限制，她很有可能因为不想重复母亲的过往，而更期待在婚姻中保有自我。郁丽与先生步入婚姻时，两人在婚姻中对于彼此在家庭角色的定位有一段不小的差距，所以去理解对方也就比较困难了。

我们在婚姻开始前，如果有机会去思考并理解彼此的独特性，以及在两个人是有很多不同的状况之下，可能会有什么结果，对于婚后的相处会很有帮助。然而，我们多数的状况是婚后才开始真正的调适，或是又多看到对方自己过去没有认知到的特质时。

对于伴侣的个人特质与行动，首先要建立一种"理解而非批判"的思考模式。婚前对方所吸引你的特点，的确有可能在婚后成为引起争执的点，例如婚前喜欢他对生活充满了各种兴趣，但婚后可能会觉得对方花了太多时间在个人兴趣上而不是在家庭上，这些都是结婚前不一定能预想得到的。多数时候我们责怪对方的特质与行动，并不会解决眼前的问题，或是让互动更顺利。唯有让彼此的特质与需求都能够在两人的关系中被尊重，才能产生真正的联结，在联结的基础上，共同面对问题。以上述的例子而言，与其批判对方花时间在自己的兴趣上，也可以把心力放在沟通上，表达期待对方能够多参与家务的需求后，共同思考时间可以怎么分配。

　　然而讲到沟通，许多伴侣都会觉得与伴侣有沟通的困难，因此我们来谈谈沟通这件事。

☺沟通是怎么一回事

"他都没有沟通！"我们可能常听别人这样说他的伴侣，或是我们自己也这么想自己的伴侣。但往往我在咨询室和个案讨论沟通的定义时，发现许多人对于沟通的定义其实是"达成共识"或是"认同"。《左传》中提到"秋，吴城邗，沟通江淮"，意指使两水相通，有相连和融会之意。在讯息处理上，沟通指的是双方或多方意见的交换以及疏通。

意见能够被交换的前提，需要的是表达与聆听。因此沟通不等于达成共识，也不等于妥协或说服，达成共识、妥协、说服都只是沟通的目的之一。沟通的定义在于两个人的想法、情绪、价值观与需求等，可以通过表达，让彼此接收并理解。接收与理解，也不等同于认同，而是一种"我听到你怎么想的，我也懂你为什么会这么想，但我的想法会和你不同"。因此，多数的伴侣不见得是没有沟通，而是对于沟通的定义有所误解，觉得没有达成目的，就等同于沟通失败或没有沟通。

有许多因素会影响伴侣之间沟通的过程与结果，例如情绪处理方式、情绪表达的习惯、过去对于沟通的刻板印象、思考的弹性程度、当下生活的压力总量，都会影响到沟通的质量。举例来说，当伴侣双方都从事高压力的职业，时间与体力都被消耗得很多，到家后已经很缺乏情绪和脑力空间去聆听彼此，就会影响沟通效果。或是其中一方在婚前习惯用压抑或忽略的方式处理情绪，在婚后与伴侣沟通时，就有可能用回避沟通的方式来减少情绪对于内在的冲击。所谓回避沟通可能包含冷处理，或是对于自己的想法避而不答。

讨论这些因素的主要目的在于，我们在面对与伴侣的沟通困难时，由于沉疴已久，常常会直接认定对方就是不想沟通，而这样的认定也让我们放弃了沟通。了解有哪些因素在影响沟通的效果，我们才有机会去处理真正的问题。

在伴侣咨询的过程中，我几乎在每一对夫妻身上都会看到一个现象，就是用一句"你之前还不是一样？"作为某个争端的延续。例如先生问妻子："怎么会把尖锐的东西放在孩子拿得到的地方呢？"妻子说："你自己还不是常常乱放东西？"于是就非常有可能越吵越凶。

这是什么现象呢？面对指责，我们的第一个反应都会是"你认为是我的错，但并不是我有意这样做的"。没有人喜欢自己的无心之过被指责，因为很有可能是自己也没办法接受的无心之过。

因此，我们被指责后所产生的感受，会有羞愧、焦虑或愤怒。羞愧于自己怎么这么不小心，对无心之过的后果感到焦虑，以及不被体恤的愤怒与难过。

因此，在这样的情绪之下，我们会以"你可以接纳你自己的错，为什么不能接纳我的错"的角度去表达感受；换言之，我们用了另一种指责，去指责对方的不接纳，于是就让指责不断蔓延在所谓的沟通中。细细了解沟通中间到底发生了什么事，才能拨开烟雾去看到问题的本质与彼此的心声。

如果你正在一段让你想逃开的伴侣关系里，也许你们已经变得无声了，虽然沉寂，却也是让彼此不用直接面对关系里的问题，不沟通仿佛是一种能让关系继续下去的方式，要重新开口沟通些什么，都是很为难的行为。在这种情况下，首要不是强逼自己或伴侣去沟通，而是我们可以先问问自己，在现在的生活中、目前的关系中，我是自在的吗？现在的平衡可以持续吗？如果答案是否定的，装作没事只会让自己沉浸在慢性的痛苦中，那么沟通对你们来说就会是重要的。

约翰·戈特曼（John Gottman）是研究伴侣与婚姻关系的著名心理学家，他曾提出婚姻的四大破坏因子，包含对人而非对事的批评、鄙视、防卫以及冷淡。所谓的批评，是指针对对方这个人所提出的负向观点，而非针对对方的观点。鄙视则带有一种位阶高低，批判对方。防卫指的是在沟通过程中，总是想先证明自己没有错的态度，让对话容易引导到谁对谁错的方向。冷淡则是对于关系中相当有破坏性的冷暴力，让沟通完全无法进行。

我们偶尔都会从自己和伴侣的对话中，看到这四个因子的模样。而我们也都发现，很多时候伤害性的言语就是在愤怒或委屈等负面情绪之下所引发出来的，包含我们想要保护自己、发泄情绪，或是想要攻击或反击对方，因此在所有的沟通方法中，最重要的第一步就是觉察并知晓自己在什么样的状态。

我们可以表达情绪，但需要"知道"自己正在表达情绪，也需要观察自己表达情绪后，对方的回应方式是如何。这并不容易，因为所有的争吵都是压力情境，压力容易导引出"战或逃"（fight or flight）的快速反应。所谓"战"是对于伴侣的言语迎头直击，而"逃"则是逃避面对强烈的负向氛围。"战或逃"的快速反应是人类面对压力的生存本领，然而伴侣沟通不是战争，也不该让它越来越像战争。因此我们要导入的是更多静下心来的深思，而不是一直用把彼此当敌人的方式在处理。

☺各种观念的差距

一句描述婚姻关系的话是这样说的："一张床上躺了六个人。"这句话是什么意思呢？意思就是夫妻双方都带着自己和父母的关系，与对方互动，因此两家共六个人。伴侣双方长大的方式都不一样，也有不同的家庭观、金钱观、感情观、人生观以及教养观等。在相遇与恋爱的过程中，爱情中的浪漫与激情元素会影响着双方在各种事物上的观点，可能会和恋爱前的自己不同。这不是被爱冲昏了头，而是情感与情绪本来就会影响我们的思考判断。

伴侣在恋爱状态感觉到彼此许多价值观都很契合，但婚后就不一定了，原因在于伴侣双方在婚后都会导入个别在原生家庭的价值观。例如某一方觉得夫妻要一起产生财富的最大值，而另一方却在从小到大的经历中，觉得没有任何事比真实相处更重要。因此在婚后，双方很有可能才开始知道一些原先以为契合的观点，其实还有需要磨合的地方。

会来进行伴侣咨询的夫妻，常出现的问题是金钱观与教养观的不同。当然，在一个家庭的相处中，各种因素会互相牵绊，金钱态度和教养观念与家庭观交互影响着。以郁丽的例子来说，先生对于男主外女主内的想法，很有可能就影响他的教养态度，认为孩子就应交由妈妈来教导，对于父职角色则倾向低涉入，或是权威式教养。

当我们发现与伴侣之间在某个部分的观念有差异，并且让各自都产生困扰时，该怎么办呢？我们可以分成五个部分来思考。

针对眼前事件或观念，我的想法是什么？
而我充分表达了吗？

停下来思考，永远是厘清自己与关系问题最重要的步骤。伴侣双方在沟通或争执的过程中，往往会出现"失焦"的状况。我们可以看看下面的例子：

太太："你不要一下班就坐在沙发上没事一样，没看到家里一团乱吗？"

先生："我才到家五分钟，让我坐一下会怎么样吗？"

太太："你每次都说坐一下，然后家事放在那边，你觉得衣服是自己会洗好晒好吗？最后还不都是我来弄！"

先生："那你可以放久一点啊，我就会去洗衣服了，为什么你要自己做又要埋怨？"

太太："如果你主动一点，我会需要一直在这儿碎碎念吗？"

这个场景是不是有点既视感？这几乎是很多伴侣都会出现的争执，我们可以来好好解析一下这个对话的内容。首先，太太的想法是什么？是希望先生下班后能自动自发帮忙做家事。而太太充分表达了吗？可能在最后时有，那问题出在哪里呢？当太太累积许久对于先生的失望，表达出来的情绪掩盖了背后的想法与期待。每个人对于指责都是敏感的，当先生听到的是"指责"而非"想法"时，回应给太太的也很有可能是对于指责的不满或防卫。因此，负向情绪在两人之间的传递，会影响沟通的有效性，其中其他个别的想法就无法好好地被对方听见。

在这个例子中我们可以觉察到，情绪的堆积会影响双方是否能充分地表达自己原来的想法，因此如何拨开情绪的影响才是沟通重要的方向。

针对眼前事件或观念，对方的想法是什么？
你觉得他充分表达了吗？

伴侣在日积月累的争吵之下，双方很难好好表达自己的想法，彼此在累积的情绪之下，也很难好好听见对方所说的。不知道你有没有留意到一件事，就是当我们在想对方是怎么想的时候，很容易想到具有概括性的标签。从下面几句话就可以发现，"知道对方怎么想的"和"替对方贴上就是如何如何的标签"，有时只有一线之隔，但对于关系的影响却有很大的不同。

● 反正我先生和他爸妈是一伙的！
● 我太太就是不会看到别人优点的人！
● 她就什么都要和钱扯上关系啊！
● 谁管她怎么想啊，她有知道我怎么想的吗？

看到上面的话，其实我们可以知道，用概括性的方式定义对方，对于当下的问题不见得是有帮助的。除非我们对于对方的认识，可以帮助我们不随情绪起舞，这时才会有帮助，例如"他就是需要时间冷静的人"。

当我们在思考伴侣针对眼前问题的想法时，很重要的一点是先让自己的情绪安稳下来，好好聆听对方的言语并且思考。然而，在听见与了解对方的过程中，会受到很多因素影响而变得困难，包含对方的态度、自己是否拥有可以安顿情绪的时间与空间，以及还有没有其他家人的影响等。

双方都正确辨识了彼此的想法了吗?

如果没有，那是为什么?

● **小练习** 〰〰〰〰〰〰〰〰〰〰〰〰〰〰〰〰〰〰〰

回想一下最近你与伴侣的争执。

1. 请把事情仔细地写下来。

_____

_____

_____

_____

2. 你对于事情本身的态度与想法是什么?

_____

_____

_____

_____

3. 对方对于事情本身的态度与想法是什么？

_____

_____

_____

_____

4. 在事情的讨论或争执过程中，你多了什么和事情本身无关、
   但和讨论过程有关的感受？（例如我觉得他根本没有想要
   沟通／他听不进我讲的话／他态度很凶／我害怕冲突）

_____

_____

_____

_____

上述的练习，我们做了事情本身与讨论过程的区分，目的在
于让自己停下来，不要让讨论过程中的情绪，干扰了对事件本身
我们对于对方的认识；也让我们更清楚知道，在沟通的过程中，
会有太多情绪交叠着而导致争端。沟通所留下的负向感受，会堆

积成我们对伴侣的标签，而我们对于给彼此的负向标签，会持续在生活与沟通中发生影响力。

用一个比喻来说，很像是来来回回的击球，对方力道越大，我们可能就会用更大的力道回击，甚至会因为生气对方打球的方式，而不想要接球了，然后在来来回回的过程中，争辩着原先的问题：你的态度不好、你为什么说这样伤人的话、是谁先开始的、上次你还不是一样……往往在一场沟通中，我们带入太多失焦的话题，更增添了对彼此的不满与对于沟通的失望。

情绪的停与听

前面三项都提到了稳住情绪的重要性，不论是聆听对方或表达自己。然而有时最难的就是把情绪稳住。我用"停"与"听"两个部分来帮助大家怎么在沟通时把情绪稳住。

第一个部分是"停"，当对方的话语让我们很想要动怒或反驳时，记得在此时停下来，通过停顿的时间冷静思考，想一下我们怎么说可以正确表达自己的想法，而不是随对方的言语起舞。

第二个部分是"听"，要听什么呢？听自己在沟通时的内在语言、听对方所说的话可能有哪些意思。我们用下面两张图，让大家更理解"聆听"二字。当我们有机会停一下时，可避免让自己的快速反应决定对方一定是怎么想的。以下图来说，当我们听到先生说"小孩跌倒了，玩具要收好"时，我们可能会不开心，觉得先生为什么不自己收？这时我们停下来，听到心里的声音是："他永远觉得家务应该我做。"

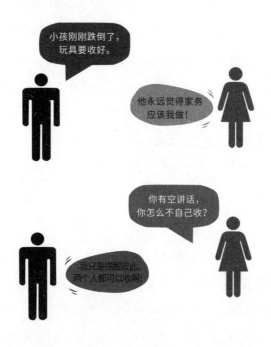

这时，我们可以停顿一下，来想想先生的想法真的和自己内心所想是一样的吗？我们需要在聆听过程中提醒自己：不要用自己的内心来决定对方内心的声音。对方有没有可能是其他想法呢？例如因为懊恼让小孩跌倒了，正在自言自语提醒自己下次要收好玩具，或只是想要提醒彼此，但是措辞不够委婉。练习让自己停一下、减少自动化的解读、避免刻板印象的影响，能让我们听见自己内心想法的同时，也不窄化对方的心声。

双方都正确辨识彼此的想法后，

有找出方法来因应这个差异了吗？

从前面的小练习中，我们可以了解到沟通的过程如果可以更静下心来区分，得到的结果就会不一样。然而在伴侣关系中还是会遇到一个问题："如果我们都知道对方怎么想的了，但目前面对的差异就是很大，该怎么办？"

举例来说，以教养观的差异而言，倘若一方期待孩子进入国际幼儿园，因为觉得外语是所有知识中最重要的；另一方则期待孩子进入有更多生活探索的自然教育体系，因为希望从各种有趣的体验中，培养出孩子对于这个世界的兴趣。

在这样的状况之下可以问自己："我们有一起找出方法来因应吗？"我们常常认为要讨论出共识，可能就会进入"二选一"的抉择中，不是依照你的方式，就是依照我的方式。上述选择幼儿园的例子也许可以二选一，但有许多问题是无法用二选一的方式解决的，例如用钱的方式、与双方长辈互动的方式等，都不是二选一的解法。因此所谓因应，不一定是找出正确答案，我们可以从下面两个方面来看待差异：

| 减少差异的影响

以上述选择幼儿园的例子，在处理上也许不一定是要选择你的还是我的，而是从初衷出发：如果选择了国际幼儿园，要怎么在家庭教育中带入更多生活探索？如果选择了自然教育体系，在生活中要怎么把外语教育融入？这样的思考才是一种异中求同、跳脱框架，能让更多行动方案去回应彼此的需求与期待。

| 看到这个差异以外的彼此

有时当伴侣之间在某个观念上的差异极大时，很容易让这个差异形成对于彼此整体的感觉，例如"你看连孩子的教育他都还在讲谁来接送，他真的就是一个只顾自己的人"。让彼此在沟通辨识的过程中，时时提醒自己去看见对方的整体，当然，也要让自己的整体被对方看见。"我虽然在英语教育这块和你的想法不同，但不代表我其他的部分跟你意见相左。"也许这并不是标准的"问题解决方式"，但会是在关系的维持中很重要的元素，能让我们不要掉入以偏概全的认知陷阱。

此外，伴侣之间也需要练习记住，以及生活中对彼此的理解、体会与包容，那会是亲密关系中很重要的维持因素与保护因素，毕竟在柴米油盐中，我们容易记得待办事项与未解事务，而遗忘了那些珍贵的互相支持。

负面思考的来源

在心理治疗领域中，认知行为治疗是一个很重要的学派。其基本概念是：不是外在事件影响我们的情绪，而是我们对于外在事件的解读，决定了情绪。当我们陷入负面思考模式时，就会是负面情绪的来源。以偏概全就是一种负面思考模式。所谓以偏概全，就是以某部分取代对于整体的判断。例如"我数学不好，真是一个笨蛋"或"你连我交代的事都办不好，我要怎么信任你？"

随时聆听自己内心的声音，用理性不偏颇的想法取代负面思考，是避免让思考陷阱来干扰情绪的方法。

☺离婚等于失败？

"劝和不劝离"，这句话意味着，在一起总是比分开好。"这样家才完整""怕分开后老了没人照顾""离了婚的女人都比较吃亏""你们要为了孩子着想，不要让孩子变单亲""你之后后悔就回不去了"。当动起离婚念头时，周围的亲友与自己的心里都可能会有这些声音，觉得自己是不是不能够忍受，觉得自己是不是自私没有考虑到孩子，或是觉得自己只是跟情绪过不去。

会动起离开婚姻的念头，象征着婚姻中有难解的点，也象征着我们想要寻求一个比现状更好或不要更糟的抉择。但因为有许多未知存在，我们害怕后悔、害怕伤害了所爱的人。

如果你正在经历要不要离婚的思考，请先让自己知道：你会犹豫不决，也没有一定要果决 —— 即使你的状况让周围出现许多劝离的建议。尤其当婚姻走了一段很长的时间时，那已经是生命中的一部分了，而不仅仅是一段关系；离开了婚姻，也象征着我们要脱离生活中惯性的轨道，切割生命中很重要的一部分。

每个人由于性格特质不同，面对变动的担忧程度也不一样。例如对于生活稳定感需求较高的人，会更容易回避变动。因此，面对婚姻去留的彷徨无助或害怕改变的程度，都有个人化的原因。用接纳理解取代催促，有机会接触那些抉择背后的心理困境。让自己知道，这些情绪都需要时间厘清，所有的决定都需要时间，没有绝对的时间表。

回到思考与心态上，在面对重大决定时，人类生存的本能会先想到负向的后果，让自己能趋吉避凶。但我们可以思考一个问题：我们在面对不同决定的思考方向时，会不会有个自动化的惯性是自己没觉察到的呢？也就是大家认为的喜事，我们自然而然会想到很多好处；而大家认为的憾事，我们就习惯往负向去思考。

结婚是一个重大的抉择，但我们对于结婚后的生活，正向的想象容易多于负向（所以我们才会结婚），然而婚姻里的调适真的不容易，困难度也很可能不亚于离婚后的生活。因此，练习看到事情的不同层面是很重要的，就像看到月亮的光明面时想到另一侧的阴暗面。不论结婚或离婚，我们都要静下心来，不被既定思维与惯性思考限制，结婚不等同于永恒，离婚也不等同于失败，而是需要看清楚自己的困难点与需求。

这个社会对于性别有许多刻板印象，不论是大龄未婚或中年离婚，都容易加诸一些负面印象在女性身上。试想，从出生、求学到工作，我们花了许多时间了解自己是谁，以及让自己准备成为什么样的人。然而面对婚姻抉择，社会看待女性的方式变得扁平，似乎仅以是否有另一半或生育年龄来看待女性。有时我们会听到一个说法："有了另一半让我们得以完整。"我想要修改一下这句话："和伴侣之间，让我们感受到爱人与被爱，这样的互动让我们完整。"个人的完整并非要通过另一个人来进行，而是通过互动让我们可以满足爱与被爱的需求；换言之，当亲密关系让我们在爱与被爱都感到疲惫不堪时，那反而是对自我的一种消耗。

要摆脱这些既定印象给自己的影响并不容易，但我们需要这样做。当我们在思考婚姻去留时，需要聚焦在"自己是谁"和"所需要的亲密关系是什么"这两个部分，要厘清伴侣关系中的问题与差异、彼此能够调整的幅度，以及自己能够独立于关系之外的心理与生活能力。让视角离开众人的眼光，因为他人的眼光并不会让你的调适更好。

● **心理师我有疑问** ～～～～～～～～～～～～～～～～～～～

离婚会不会给孩子不完整的家庭？

这几乎是每个有孩子的父母对婚姻去留的难题。不过由于每个婚姻中的难题都不一样，很难一概而论。例如孩子和对方的关系好不好、对于孩子教育支出的负担等，都需要考量。在此我们可以一起进行两部分的思考。

√ 什么是完整？

我们很容易想到，对孩子来说，父母同在的童年才会被足够的爱包裹着，单亲就是缺了一角。当我们想到完整时，可以思考一下，对孩子来说，什么叫做完整？如果父母之间相处融洽，给予孩子的爱就不会因为伴侣关系而折损，父母之间可以搭配，当一方疲累时，另一方可以接手协助来陪伴孩子，可以避免过大的负面情绪对孩子的影响。

然而，当关系对彼此来说已经是受伤的，甚至常有激烈争吵、冷战、忽视，也会因此影响到孩子的情绪与成长。这时必须好好思考，所谓的完整，真的是"完整"吗？孩子还小时，会很难接受父母任何一方的离开，然而在争执不断的伴侣关系中，对孩子的安全感与情绪稳定度实际上更会有负面影响。

√ 我有没有把自己的需求，重叠在孩子身上呢？

有时候我们会把两种感受叠加在一起，那就是"孩子离不开爸爸（或妈妈）"以及"我自己离不开这段关系"，这两种感受很可能同时存在而很难区分。厘清是我们自己的需求，还是孩子的需求，或是都有，厘清能帮助自己把思绪整理得更清晰。

有许多孩子听过爸爸或妈妈对他们说："都是为了你，我才没有和你爸爸（妈妈）离婚。"这样的话语对孩子是有影响的，有的孩子会把这样的想法内化成自己的一部分，因此产生了本不属于他的负罪感，觉得是自己影响了爸爸或妈妈的快乐。站在孩子的位置来考量是非常重要的，但那不等同于让孩子替婚姻的去留负责。因此，好好地认识自己的需求，并和孩子的需求作区辨是很重要的。

亲密关系存折

"上一次和伴侣拥抱是什么时候呢？"随着在一起或婚姻时间的增加，两人之间的亲密度常会随之降低。2018 年的一个研究，连续十四天访谈了 404 位成人，看他们晚上和伴侣发生冲突与争执后，拥抱是否对心情状态有影响。研究发现，在和伴侣有冲突的这群人中，有拥抱的人第二天的负面情绪比没有拥抱的人低。

在伴侣关系与婚姻中，争执与不愉快无法避免，但我们可以加入帮助维持关系的元素。这就仿佛是我们在用钱与存钱，有时会有急需用钱的时候，如果平常有存钱的习惯，就不会让自己的户头因为紧急需求而提前领光。亲密关系也是如此，如果我们能让关系在平常时多一些正向的"存款"，就不会让两人之间的联结感因为各种争执与差异而被消耗殆尽。以下分享一些增加亲密关系存款的方法。

把伴侣相处时间放入行程

现代人的日程表一摊开，多是以工作为主，并且纳入家庭行程，那么伴侣的相处时间呢？往往生活中的行程一挤压，我们可能连个人休息时间都不够了，慢慢地就把和伴侣相处的时间放到最后，也就觉得反正每天全家都在一起，也不用特别安排和伴侣的相处时间了。但就是因为如此，我们才要刻意把和伴侣相处的时间放入行程中，一周一次、一个月一次都好，不论是小孩睡了或伴侣双方刻意排出休假，让双方暂时挥别父母角色，回到伴侣相处的关系中，约会、吃饭、看电影，都好，能替两人的情感联结升温。

记得对方的好

我有一位女性友人，偶尔会提及先生的优点，这在姐妹群中真的很难得，因为闺密聚会时总容易谈起各自伴侣的缺点。但这个朋友提醒了我，每个人都会有缺点，自己的伴侣也会有，而当我们悬在心上的总是对方的缺点与不足时，注意力自然不会放在对方的优点与付出上。

约翰·戈特曼以著名的心理学理论"蔡格尼克效应"（Zeigarnik Effect）来说明这样的情形：人们习惯记得未完成的事情，但会忽略已经完成的事情。因此在伴侣关系上，一些未经处理的负向互动与情绪，就会被牢记，并成为破坏关系的因素。如果有伴侣要进行婚前咨询，这是我一定会和伴侣讨论的一块。因为往往在伴侣关系僵化到一定程度时，也较难有正向的互动可以将彼此放在心上。随时提醒自己，要看到自己的全貌以及伴侣的全貌，因为你们都是立体的。

尽量每天都能聊聊彼此

有了孩子的家庭，难免慢慢会变成每天的话题只剩下孩子。孩子的生活、孩子的课业、孩子的行为与情绪……把父母的角色担任好已经非常不容易了，两人各自可能还有职场挑战，以及自己的双亲需要照顾，又要花精力经营婚姻关系，对现代上班族父母来说，其实很难兼顾。我们想到关系需要"经营"，好像感觉又沉重了一些，但其实每天都能说说自己的事和听听对方讲的，就是一个不费力的联结方式。通勤的时间、午休的时间，传讯息问候对方也说说自己，让关心可以不断线。

正确使用幽默让关系加温

正确的幽默，能让关系因为共享的正向情绪而更紧密。但什么是正确的幽默呢？国外有许多关于幽默与亲密关系的研究，在台湾省，有研究员曾针对大台北区 390 对夫妻进行访问，结果发现幽默的使用动机，可以分为利关系、利己和利他三种。研究发现，夫妻间的幽默运用如果是为了维系或促进彼此的关系，确实能提升夫妻的婚姻满意；不过，如果幽默是为了利他或利己，对于婚姻的满意度则没有显著影响。因此，用挖苦或取笑对方当作幽默，并不能使关系更好，甚至可能让对方感受更差。那么，什么样的幽默有利于关系呢？举例来说：

妻子："我觉得我们最近越来越少沟通了。"

先生："嗯……好像真的比较少说话，还好我能心电感应知道你在想什么。"（语言中增加两人的联结感）

妻子："最好是！那我现在在想什么？"

先生："你在想：我看你要鬼扯到什么时候！"

这样幽默的自嘲，有别于被动攻击的自贬，仍聚焦在对方的需求上。当然，幽默的使用，不代表接下来两个人可以持续不沟通，而是先让两人可以轻松地面对彼此，让沟通与联结得以持续。

做一个懂得让自己开心的人

能让自己开心，更进一步来说，是不把自己快乐的期待，通通放在亲密关系上。懂得满足自己的需要以及找到让自己快乐的方式，是在亲密关系紧张时很重要的一种缓冲方式。先让注意力暂离，回到自己的情绪调适上，再回头处理争执，反而有机会让问题能不被情绪掩盖。当我们过度把快乐的期待放在亲密关系上时，会胶着在一定要把争执处理完才行，这反而会增加双方的情绪负荷。进一步来说，当两个人都能有让自己快乐的能力，并且能向彼此分享快乐时，这份共享就创造了更正向的联结。

和伴侣的相处，虽然只是本书的一章，却是人生中重要的篇幅。不论它多具重要性，都别忘了从自己出发，这也是这本书重要的观点，知道自己为何说出"Yes, I Do"的誓词，也知道可以从哪些方面努力，构筑出属于彼此的婚姻故事。

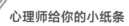

心理师给你的小纸条

● 人从家开始，而家是两个人的结合延伸，伴侣双方都被过去的经历塑造。我们需要先认识自己，才能通过互动对对方有正确的认识。

● 这本书都在练习觉察自己的情绪与需求，这个功课不会停止，先别觉得沉重，因为觉察并留意情绪的影响，真的会让亲密关系更好。

● 在关系中，你认为的小事可能是对方认为的大事，因为问题不在于事情本身，而是事情所引发的感受是每个人都不同的。先不急着用你的标准去区分对方的诉求是大事还是小事，让我们先尊重对方的感受是有他的原因的。

● 不论你是单身、已婚、已育儿或想离开婚姻，即使眼前有各种问题，不要停止想象你想成为的样子，不要停止给自己快乐。

后记

我们从女人，走到妻子与母亲，看似就这么一路过来了，甚至有点忘了是怎么走到今天的。如果看完这本书，有任何触动你的地方，那绝对是因为你走过的痕迹很深刻，于是我们恍然大悟，有时就只是能被理解，就可以让我们更有韧性一点。

生活中的困惑自然还是会存在，但我们学会了和困惑共处，学会了跳脱框架不求单一解方，最重要的是，我们读着满满的自己。

诗人维斯瓦娃·辛波丝卡（Wisława Szymborska）在《三个最奇怪的词》中写道："When I pronounce the word Nothing, I make something no non-being can hold." 意思是当我说出"无"这个词时，我在无中生有。

在成为母亲的这条路上，我们也许很难找到自己，然而当我们在说出"我"时，我就正在望向自己。

北京市版权局著作合同登记号：图字 01-2023-4346

本书由远流出版事业股份有限公司正式授权，同意江苏酷威文化发展有限公司在中国大陆地区（台湾、香港及澳门除外）出版其中文简体字平装本版本。该出版权受法律保护，未经书面同意，任何机构与个人不得以任何形式进行复制、转载。

项目合作：锐拓传媒 copyright@rightol.com

图书在版编目（CIP）数据

妈妈不简单：孕前到产后心理照顾课 / 曾心怡著
. -- 北京：台海出版社，2023.10
ISBN 978-7-5168-3646-0

Ⅰ . ①妈… Ⅱ . ①曾… Ⅲ . ①围产期 – 心理保健
Ⅳ . ① R714.7

中国国家版本馆 CIP 数据核字 (2023) 第 175604 号

妈妈不简单：孕前到产后心理照顾课

著　　者：曾心怡

出 版 人：蔡　旭　　　　　　　责任编辑：俞滟荣

出版发行：台海出版社
地　　址：北京市东城区景山东街 20 号　　　邮政编码：100009
电　　话：010-64041652（发行，邮购）
传　　真：010-84045799（总编室）
网　　址：www.taimeng.org.cn/thcbs/default.htm
E - mail：thcbs@126.com

经　　销：全国各地新华书店
印　　刷：天津鑫旭阳印刷有限公司
本书如有破损、缺页、装订错误，请与本社联系调换

开　　本：880 毫米 × 1230 毫米　　　1/32
字　　数：143 千字　　　　　　　　印　　张：6.75
版　　次：2023 年 10 月第 1 版　　　印　　次：2023 年 10 月第 1 次印刷
书　　号：ISBN 978-7-5168-3646-0

定　　价：42.00 元

妈妈心语手册

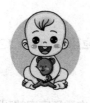

写在这本手册之前

学生时期，你也许有自己的小本子，记下和朋友的大小事，贴着自己喜欢的纸胶带，记录着经期，以及许多很怕将来不记得的小秘密。

到了怀孕时，你会在听到宝宝心跳后，拿到孕妇保健手册，也就是妈妈手册。这一刻是很值得开心的，代表宝宝开始稳稳地和自己联结，一起度过长长的旅程。

妈妈手册里可以记录每次产检的经过，提供各种卫教知识。而随着本书附上的心语手册，可以记录你每个身心变化的经验，从怀孕开始到成为母亲的第一年，手册中包含三大部分：孕期笔记、妈妈笔记和伴侣笔记。请用你自在舒服的方式来记录，让它成为照顾你心理的妈妈手册。

第一孕期：怀孕 12 周以内

✿ 你可以贴上或画上第一次看到宝宝的超声波照片。

photo

✿ 还记得验到两条线的那一刻吗？记录下你当时的感受：

✿ 有很多烦恼吗？来练习把烦恼书写下来吧！

担心的是什么	担心的原因	可以放心的原因

✿ **第一次产检，是你和宝宝的第一次见面，感觉如何呢？**

✿ 我的预产期在什么时候呢？

年	月	日

✿ 会恶心孕吐吗？这真的很不舒服，请写下有什么方法能让自己好些呢？例如吃了酸梅会比较不恶心、和伴侣聊天会忘记恶心的感觉等。

✿ 你还有其他哪些改变？（例如喜欢吃的东西、对于气味的知觉等）

✿ 写一些话给孕吐恶心与各种不适的自己吧！（如果你的身体舒服自在，可以写一些想对自己说的话）

（恭喜你！领到妈妈手册了喔！别忘了谢谢自己这段期间的努力。）

第二孕期：怀孕 13 周~ 28 周

❀ **你可以贴上或画上宝宝满 3 个月的超声波照片。**

photo

❀ **从预产期推断，宝宝的星座是＿＿＿＿＿座**
你对于宝宝的星座有没有什么想法呢?

✿ 这段期间你有没有什么计划呢？我们练习用"曼陀罗计划表"来帮自己规划一下。日本棒球界著名的选手大谷翔平，曾经使用曼陀罗思考法替自己确认目标与行动。当我们想把想法化为行动时，就可以运用这个方法来做计划。我们以下方的九宫格作为范例：

中间的格子是最终的目标

规划出自己可以在家运动的空间	把家里整理一次	把家里整理完后，将旅行当成自己的奖赏
运动	在第二孕期完成一些小孩出生后比较难完成的事	旅行
把每天的时间规划出来	睡饱	列出想要去的地方

围绕旁边的八格是次目标，而围绕着次目标的就是延伸出的行动想法

像这样的九宫格可以继续延伸，写出你想到的次方向，以及对应的策略与行动，就可以用有条理的方式安排生活。你可以写下你在这个孕期里想达成的目标，或是未来有任何需要具体行动的方向时，都可以运用曼陀罗来做计划。

✿ 写下 16 周的心情／想对自己说的话。知道宝宝性别了吗？你和伴侣各有什么想法呢？

✿ 写下 20 周的心情／想对自己说的话。开始胎动了吗？感受到胎动时，你有什么感觉呢？

✿ 写下 24 周的心情／想对自己说的话。

（稳定的第二孕期，许多美好的回忆都是由你们两人创造的。）

第三孕期：29 周以后

✿ 你可以贴上或画上宝宝高层次超声波或满 7 个月的超声波照片。

photo

✿ 觉得宝宝像妈妈还是像爸爸？你希望像谁多一点呢？

❀ 写下 28 周的心情／想对自己说的话。

❀ 写下 32 周的心情／想对自己说的话。

❀ 写下 37 周后的心情／想对自己说的话。

✿ 生产担心

写下你对于生产的所有担心	属于可以询问医护人员的请打钩	属于未知或是不能控制的请打钩	试图以他者角度或与自己对话，写下属于这个担心的安抚

（这三个月身体很辛苦，支撑着我和宝宝。原来我的身体这么奇妙而强大！）

生产／哺育期：和宝宝见面了！

❀ **你可以贴上或画上宝宝的脚印，或是宝宝刚出生时的照片。**

photo

photo

有两格是给双胞胎的妈妈喔！

❀ 宝宝的生日 [　　　　　]　　　❀ 宝宝的星座 [　　　　　]

✿ 在生产过程中，你经历了些什么呢？

✿ 有没有让你印象深刻的画面？例如我第一次看到先生掉泪的样子。

✿ **宝宝的第一个月。你可以贴上或画上宝宝满月的照片。**

photo

photo

✿ **写给满月的宝宝：**

❀ 写给满月的我自己：

❀ 四个月大，宝宝收涎。你可以贴上或画上宝宝收涎的照片。

photo

photo

妈妈笔记

❄ 宝宝四个月大了，睡眠可能比刚出生稳定些了。你可能忘了自己一阵子了，现在来把自己找回来，记录一下你这四个月来的感受吧！

❀ 宝宝半岁大了，妈妈元年也过了一半了。宝宝可能会坐了，长相也和刚出生不一样了。你可以贴上或画上宝宝很可爱的那一刻。

photo

photo

✿ 这半年来，你是否改变了很多但没有觉察到呢？请试着完成以下的书写：

我觉得：

我想要：

我想和伴侣说：

我想和宝宝说：

我想和   说：

我的睡眠与休息状况

❀ **从宝宝出生以来，你大概很少有一天睡饱吧？妈妈总在自由与睡饱之间挣扎。我们可以来记录一下你一周的睡眠和休息状况。**

在开始记录前，先介绍一下关于睡眠的几个概念。当母亲的第一年，真的很难有睡饱的感觉，如何兼顾睡饱和能有时间做自己的事，应该是很多妈妈一直在尝试的。有时候睡前可能在思考孩子和家人的事，想着想着就不能那么好入眠，在没睡饱的状况下，第二天要忙工作与家庭就会比较吃力。首先我们来认识睡眠效率这个概念。

睡眠效率 = 实际睡眠时数 / 躺床时间 ×100%

当睡眠效率达到 80% 到 85% 时，就会有睡饱的感觉；换言之，当我们躺在床上很久还是睡不着，起床后就会觉得好像睡了很久，却没有睡饱。因此在每天晚上睡觉前，我们可以避免做让脑袋停不下来的活动，例如不要在睡前思考难解的问题，但可以从事一些比较不花脑力的活动，例如听音乐、看一些声光效果不明显或不用花太多力气思考的影片，也可以练习瑜伽、冥想或做一些简单的伸展。

通过睡眠日记，你可以发现自己的睡眠效率以及影响睡眠的因素，让自己可以兼顾 me time 和睡眠。请填写下一页的睡眠日记。

日期	年　　月　　日
上床时间	时　　　分
大约入睡时间	时　　　分
起床时间	时　　　分
躺床总时	小时
睡眠总时	小时
宝宝夜眠状况	夜奶　　次/是否安睡　Y　N
睡饱的程度（0~5分）	1　　2　　3　　4　　5
入睡前我的活动与心情	

日期	年　　月　　日
上床时间	时　　　分
大约入睡时间	时　　　分
起床时间	时　　　分
躺床总时	小时
睡眠总时	小时
宝宝夜眠状况	夜奶　　次/是否安睡　Y　N
睡饱的程度（0~5分）	1　　2　　3　　4　　5
入睡前我的活动与心情	

❀ 宝宝 1 岁了，生日快乐！"妈妈身份"生日快乐！
请贴上或是画上宝宝周岁的照片吧！

photo

photo

❀ 给宝宝的卡片

亲爱的宝宝：

❀ 给自己的卡片

亲爱的自己：

❂ 记录一下我的一天:

时间	行程	附注

❂ 看到自己的一天，你有什么感受呢？可能你觉得自己好努力、好辛苦，也可能觉得自己还有不足的地方。这都没有关系，请把这些感受记录下来。

妈妈笔记

✿ 各种育儿小秘诀

　　这一年来，你应该收集了许多育儿的小技巧吧！请花一些时间整理出来，也可以记录你觉得好用的育儿小物，你会发现你真的很棒！

1. _____
2. _____
3. _____
4. _____
5. _____
6. _____
7. _____
8. _____
9. _____
10. _____
11. _____
12. _____
13. _____
14. _____
15. _____
16. _____
17. _____

✿ **请贴上或是画上你们的全家福。**

photo

photo

练习一：彼此的一天

✿ 首先请拿出一张纸、一支笔。写下你所知道伴侣昨天发生的事，以及他的心情。可以的话越详细越好。

✿ 如果你能写得出来，欢迎与你的伴侣讨论，也可以邀请他写出你的状态，彼此对照。如果这题对你或你们来说有困难，先不要焦躁或沮丧，写下你觉得造成了解彼此生活困难的原因：

练习二：情感存款

✿ 人们很容易记住对方的缺点，让我们来练习情感存款，记录一周看到对方的优点。有时可能不容易，但请试试看一周下来会有什么变化。

第一天	
第二天	
第三天	
第四天	
第五天	
第六天	
第七天	

一周下来，你发现了什么呢？如果你发现很难记录到优点，可以想想是什么原因。如果你发现记录了原先没有注意到的优点，那么这个方法会很适用于你和伴侣，成为你们重要的情感存款。

练习三：我们都改变了

❖ 请在表格的左栏写上有了孩子以来"自己的改变"，在表格的右栏写上有了孩子以来"对方的改变"，不论对你来说是正向还是负向的。

自己的改变	对方的改变

　　列出两人各自的改变，有助于让你更意识到关系的全貌。有了孩子之后，两人的想法与行动都会是基于自己对于家庭与教养的观念，两人都会跟成为父母前有所不同。然而当我们在关系的负向感受之下，不见得会看到整个家改变的样貌，可能只会看到对方的改变，或是自己的付出。因此运用这样的表格，可以对彼此做一个全盘的认识。